AF467275

RÉPUBLIQUE FRANÇAISE

MINISTÈRE DE LA GUERRE

Sous-Secrétariat d'État du Service de Santé Militaire

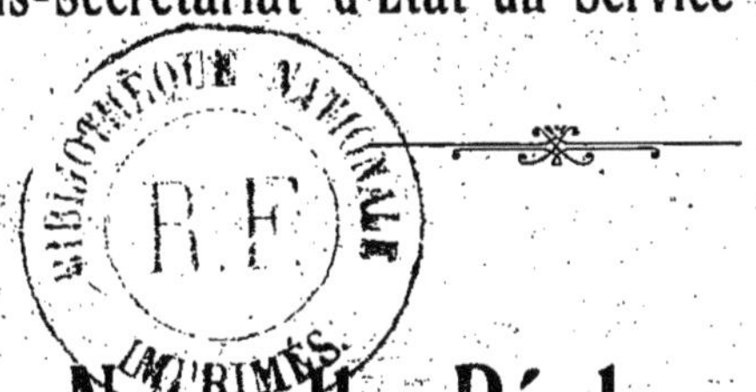

Nouvelle Réglementation

sur les

SUBSTANCES VÉNÉNEUSES

PARIS
IMPRIMERIE TYPOGRAPHIQUE
3, rue de Pondichéry, 3

1918

RÉPUBLIQUE FRANÇAISE

MINISTÈRE DE LA GUERRE

Sous-Secrétariat d'État du Service de Santé Militaire

Nouvelle Réglementation

sur les

SUBSTANCES VÉNÉNEUSES

PARIS
IMPRIMERIE TYPOGRAPHIQUE
3, rue de Pondichéry, 3

1918

Nouvelle Réglementation

sur les

Substances Vénéneuses

CHAPITRE PREMIER

Loi du 12 juillet 1916 concernant l'importation, le commerce, la détention et l'usage des substances vénéneuses (notamment l'opium, la morphine et la cocaïne).

Le Sénat et la Chambre des députés ont adopté,

Le Président de la République promulgue la loi dont la teneur suit :

ARTICLE UNIQUE. — La loi du 19 juillet 1845 sur les substances vénéneuses est modifiée et complétée comme suit :

ARTICLE PREMIER. — Les contraventions aux règlements d'administration publique sur la vente, l'achat et l'emploi des substances vénéneuses sont punies d'une amende de 100 à 3.000 francs et d'un emprisonnement de six jours à deux mois, ou de l'une de ces deux peines seulement.

ART. 2. — Seront punis d'un emprisonnement de trois mois à deux ans et d'une amende de 1.000 à 10.000 francs, ou de l'une de ces deux peines seulement, ceux qui auront contrevenu aux dispositions de ces règlements concernant les stupéfiants tels que : opium brut et officinal; extraits d'opium; morphine et autres alcaloïdes de l'opium (à l'exception de la codéine), leurs sels et leurs dérivés; cocaïne, ses sels et ses dérivés; haschich et ses préparations.

Seront punis des mêmes peines ceux qui auront usé en société desdites substances, ou en auront facilité à autrui l'usage à titre onéreux ou à titre gratuit, soit en procurant dans ce but un local, soit par tout autre moyen.

Les tribunaux pourront, en outre, prononcer la peine de l'interdiction des droits civiques pendant une durée de un à cinq ans.

ART. 3. — Seront punis des peines prévues en l'article 2 :

1° Ceux qui, au moyen d'ordonnances fictives, se seront fait délivrer ou auront tenté de se faire délivrer l'une des substances vénéneuses visées audit article;

2° Ceux qui sciemment auront, sur la présentation de ces ordonnances, délivré lesdites substances, ainsi que les personnes qui auront été trouvées porteurs, sans motif légitime, de l'une de ces mêmes substances.

Art. 4. — Dans tous les cas prévus par la présente loi, les tribunaux pourront ordonner la confiscation des substances saisies.

Dans les cas prévus au premier paragraphe de l'article 2 et au deuxième paragraphe de l'article 3, les tribunaux pourront ordonner la fermeture, pendant huit jours au moins, de l'établissement dans lequel le délit a été constaté; si la peine d'emprisonnement est prononcée, l'établissement où le délit aura été constaté sera fermé, de plein droit, pendant toute la durée de l'emprisonnement.

Toutefois, la confiscation des substances saisies et la fermeture de l'officine pharmaceutique où le délit a été constaté ne pourront être prononcées dans le cas où le pharmacien n'est qu'un gérant responsable, à moins que le propriétaire de l'officine n'ait fait acte de complicité.

Dans les cas prévus au deuxième paragraphe de l'article 2, les tribunaux devront ordonner la confiscation des substances, ustensiles, matériel saisis, des meubles et effets mobiliers dont les lieux seront garnis et décorés, ainsi que la fermeture, pendant un an au moins, du local et de l'établissement où le délit aura été constaté, sans toutefois que la durée de ladite fermeture soit inférieure à la durée de l'emprisonnement prononcé.

Art. 5. — Les peines seront portées au double, en cas de récidive, dans les conditions de l'article 58 du code pénal.

Art. 6. — L'article 463 du code pénal sera applicable.

Art. 7. — Des décrets, qui devront être promulgués dans les six mois qui suivront la promulgation de la présente loi, détermineront ses conditions d'application à l'Algérie, aux colonies et pays de protectorat.

Art. 8. — Les articles 34 et 35 de la loi du 21 germinal an XI demeurent abrogés.

La présente loi sera exécutée comme loi d'Etat.

Fait à Paris, le 12 juillet 1916.

Le Président de la République : R. Poincaré.

Décret portant règlement d'administration publique pour l'application de la loi du 19 juillet 1845, modifiée et complétée par la loi du 12 juillet 1916 concernant l'importation, le commerce, la détention et l'usage des Substances vénéneuses, notamment l'Opium, la Morphine et la Cocaïne.

Rapport au Président de la République Française

Paris, le 14 *Septembre* 1916.

MONSIEUR LE PRÉSIDENT,

Nous avons l'honneur de soumettre à votre haute sanction un décret portant règlement d'administration publique pour l'application de la loi du 19 juillet 1845, modifiée et complétée par la loi du 12 juillet 1916 concernant l'importation, le commerce, la détention et l'usage des substances vénéneuses, notamment l'opium, la morphine et la cocaïne.

Le commerce des substances vénéneuses est actuellement régi en France par l'ordonnance royale du 29 octobre 1846. Depuis cette époque, la science a évolué: de nouvelles substances toxiques ont été découvertes, les applications dont étaient susceptibles celles déjà connues se sont multipliées, l'éducation scientifique du public qui les emploie s'est développée. La réglementation faite en 1846 n'est plus au point.

D'autre part, les circonstances actuelles rendaient plus nécessaires et plus urgentes que jamais, des mesures spéciales pour contrôler partout et par tous les moyens, le commerce des stupéfiants et en réprimer les abus avec la dernière énergie. C'est à cette préoccupation qu'a obéi le Parlement en votant la loi du 12 juillet 1916. Il s'agit d'une question d'intérêt national au premier chef.

Pour répondre au double but à atteindre, une revision et une adaptation de l'ordonnance de 1846 s'imposaient. Cette revision a comme point de départ essentiel, la division des substances vénéneuses en trois catégories, suivant leur degré de toxicité et la rigueur plus ou moins grande des prescriptions à imposer à leur commerce.

Les deux premières catégories comprennent les substances les plus toxiques: ce sont les *substances vénéneuses* proprement dites. Le plus grand nombre d'entre elles a été groupé dans le tableau A, pour constituer la première catégorie. Le tableau B ne contient qu'un petit nombre de substances que l'on peut appeler les *toxiques stupéfiants* et pour lequel un régime particulièrement sévère a été prévu.

La troisième catégorie comprend des substances moins toxiques que les précédentes, mais dont l'emploi peut cependant offrir assez de dangers pour qu'il apparaisse nécessaire d'imposer à leur commerce certaines mesures de précaution. Ce sont les *substances dangereuses*, qui ont été réunies dans le tableau C.

La réglementation proposée pour les substances du tableau A peut être considérée comme la réglementation de droit commun des substances vénéneuses. Elle comporte deux chapitres, relatifs l'un au commerce des substances vénéneuses destinées aux usages commerciaux, industriels ou agricoles, l'autre au commerce des mêmes substances vénéneuses, lorsqu'elles sont destinées à la médecine humaine et vétérinaire.

L'une des innovations les plus intéressantes du nouveau décret est la réglementation de l'emploi des arsenicaux en agriculture, emploi qu'interdisait l'article 10 de l'ordonnance de 1846, et qui, d'ailleurs, était peu connu à cette époque. Le développement des applications scientifiques à l'agriculture a montré que les composés arsenicaux étaient des agents destructeurs, et les seuls véritablement actifs, des insectes parasites qui constituent de véritables fléaux. L'emploi des arsenicaux comme insectivores a été préconisé dans divers pays étrangers, notamment en Amérique. Sans doute, cet emploi n'est pas sans danger; mais, tant que l'on ne disposera pas de méthodes plus inoffensives de destruction des insectes parasites, il a paru d'un intérêt économique de premier ordre d'autoriser l'usage des arsenicaux en agriculture, sous la seule réserve de réglementer cet usage et de lui imposer toutes les garanties nécessaires à la sauvegarde de la santé publique.

Trois autres dispositions nouvelles méritent également d'être signalées.

La première vise les vétérinaires. Le présent décret autorise les vétérinaires diplômés à délivrer les médicaments vétérinaires toxiques à ceux de leurs clients qui résident dans des agglomérations dépourvues de pharmacie. L'intérêt de cette mesure de tolérance est considérable dans les campagnes, aujourd'hui surtout que la médecine vétérinaire a pris de si utiles développements.

La seconde est relative au renouvellement d'exécution des ordonnances médicales prescrivant des substances vénéneuses. Les textes antérieurs sont muets à cet égard: il a paru qu'il y avait un intérêt général à édicter des règles ne laissant pas place à l'incertitude. Le principe dont s'inspirent les dispositions du décret est, à cet égard, le suivant: interdiction de renouvellement pour toutes les préparations d'une toxicité élevée, et, au contraire, autorisation de renouvellement pour les médicaments d'usage externe et pour ceux destinés à l'usage interne, lorsque la substance vénéneuse y est amenée par la dilution à une dose telle que sa toxicité devient à peu près nulle. D'une façon générale, l'auteur de la prescription conserve, d'ailleurs, les droits les plus complets

La troisième enfin vise les médicaments préparés à l'avance et que l'on désigne couramment sous le nom de *spécialités*. La délivrance de celles de ces spécialités qui renferment des substances vénéneuses a nécessairement été soumise aux formalités prévues pour la délivrance des préparations officinales et magistrales de toxicité équivalente. L'article 26 du décret ne fait que consacrer cette assimilation. Sans détruire le commerce des spécialités, il importait de ne pas le laisser comme une fissure, par laquelle il eut été facile d'échapper aux prescriptions du présent décret.

Les substances du tableau B, ou toxiques stupéfiants, ne sont qu'une catégorie plus dangereuse de l'ensemble des substances visées au tableau A. Elles sont, en conséquence, soumises aux mêmes règles, aggravées par les dispositions spécialement rigoureuses du titre II. L'emploi abusif de l'opium, et surtout celui de la morphine et de la cocaïne, a pris de telles proportions dans ces dernières années que l'opinion publique s'est émue de l'inefficacité de notre législation pour enrayer ce fléau. L'interdiction absolue de la vente de ces toxiques n'est pas possible; car ce sont, dans certains cas, de merveilleux médicaments rendant les plus grands services à l'art médical; mais il est indispensable, pour empêcher leur empoi illicite, que la circulation et la vente de ces toxiques soient soumises à un contrôle rigoureux, dès leur entrée en France, et assujettis à des formalités qui s'opposent à leur délivrance, autrement que sur le vu d'une prescription médicale visant personnellement, et seulement à une époque donnée, un malade déterminé. Il est à présumer que le texte que nous avons l'honneur de vous soumettre donnera, sous ce rapport, une juste satisfaction à l'opinion publique et répondra à l'esprit de la législation pénale que vient de voter le Parlement.

Si les règles générales du titre premier sont aggravées pour les substances du tableau B, sont, au contraire, très adoucies pour les substances du tableau C, dont la toxicité est moindre que celle des substances rangées dans les deux précédents tableaux. Ces règles forment le titre III et ne nécessitent aucune explication spéciale.

Tels sont, Monsieur le Président, les points essentiels par lesquels le nouveau décret diffère de la législation actuelle. Il constitue une mise au point devenue nécessaire et urgente. Il répond tant aux développements scientifiques actuels qu'au souci de protéger la santé publique et la race, sans porter atteinte aux nécessités légitimes du commerce, de l'agriculture et de l'industrie. Nous vous demandons de bien vouloir le revêtir de votre approbation.

Veuillez agréer, Monsieur le Président, l'hommage de notre respectueux dévouement.

Le Ministre de l'Intérieur: MALVY.

Le Garde des Sceaux, Ministre de la Justice. René VIVIANI.

Le Ministre des Finances: A. RIBOT.

Le Ministre de l'Agriculture: Jules MÉLINE.

Le Président de la République française.

Sur le rapport du Ministre de l'Intérieur, du Garde des Sceaux, Ministre de la Justice, du Ministre des Finances et du Ministre de l'Agriculture,

Vu la loi du 21 germinal de l'an XI contenant organisation des écoles de pharmacie;

Vu la loi du 19 juillet 1845, modifiée et complétée par la loi du 12 juillet 1916, concernant l'importation, le commerce, la détention et l'usage des substances vénéneuses, notamment l'opium, la morphine et la cocaïne;

Vu l'ordonnance du 29 octobre 1846 rendue pour l'exécution de la loi usvisée du 19 juillet 1845 et le décret du 8 juillet 1850;

Vu la loi du 1er août sur la répression des fraudes dans la vente des marchandises et les falsifications des denrées alimentaires et des produits agricoles, notamment les articles 2, 4 et 5;

Vu la loi du 25 juin 1908, modifiant les articles 29, 30 et 31 de la loi du 21 germinal de l'an XI et le décret du 5 août 1908 rendu l'exécution de cette loi et désignant les autorités qualifiées pour assurer l'application des lois et règlements sur l'exercice de la pharmacie et la répression des fraudes en matière médicamenteuse;

Vu le décret du 1er octobre 1908 portant règlement d'administration publique pour la vente, l'achat et l'emploi de l'opium et de ses extraits;

Vu l'avis du Conseil supérieur d'hygiène publique de France;

Vu l'avis de l'Académie de médecine;

Vu l'avis du Ministre du Commerce et de l'Industrie; ensemble l'avis du Comité consultatif des Arts et Manufactures;

Le Conseil d'Etat entendu,

Décrète :

Article premier. — Les substances vénéneuses sont, en ce qui concerne l'importation, l'achat, la vente, la détention et l'emploi, soumises à des régimes distincts selon qu'elles sont classées dans les tableaux A, B ou C, annexés au présent décret.

TITRE PREMIER

Substances classées dans le tableau A

CHAPITRE PREMIER

Régime des substances du tableau A lorsqu'elles sont destinées au commerce, à l'industrie ou à l'agriculture.

Art. 2. — Quiconque veut faire le commerce d'une ou de plusieurs des substances classées au tableau A ou exercer une industrie qui en nécessite l'emploi, est tenu d'en faire préalablement la déclaration devant le maire de la commune dans laquelle est situé son établissement; à Paris et dans le ressort de la préfecture de police, la déclaration doit être faite à la dite préfecture.

Elle est inscrite sur un registre spécial; récépissé en est donné au déclarant. Elle doit être renouvelée en cas de déplacement ou de cession de l'établissement.

En ce qui concerne les pharmaciens, le dépôt du diplôme pour visa tient lieu de déclaration.

ART. 3. — Quiconque détient une ou plusieurs desdites substances, en vue de la vente ou de l'emploi pour un usage industriel ou agricole, doit les placer dans des armoires fermées à clef ou dans des locaux où n'ont pas librement accès les personnes étrangères à l'établissement.

Les armoires ou locaux visés au précédent paragraphe peuvent contenir d'autres substances, à l'exclusion de celles destinées à l'alimentation de l'homme ou des animaux.

Lorsque le détenteur exerce le commerce des produits destinés à l'alimentation de l'homme ou des animaux, aucune communicacation intérieure directe ne doit exister entre l'établissement et ses dépendances où s'exerce le dit commerce et les locaux où sont détenues des substances vénéneuses. Cette obligation ne s'applique pas aux pharmaciens ni aux personnes faisant le commerce des solutions titrées de nicotine détenues et délivrées en bidons scellés.

ART. 4. — Il est interdit de détenir en vue de la vente, de vendre, de livrer, d'expédier ou de faire circuler ces substances autrement que renfermées dans des enveloppes ou récipients portant inscrit le nom des dites substances, tel qu'il figure dans le tableau annexé au présent décret.

Cette inscription doit être faite en caractères noirs très apparents sur une étiquette rouge orangé, fixée de telle sorte qu'elle ne puisse être involontairement détachée.

L'inscription ci-dessus visée doit être accompagnée de la mention « *Poison* » sur une bande de même couleur faisant le tour de l'enveloppe ou du récipient.

Les fûts, vases ou autres récipients, ainsi que les enveloppes ayant servi à contenir ces substances ne doivent en aucun cas être employés à recevoir des produits destinés à l'alimentation de l'homme ou des animaux.

ART. 5. — Sont interdites la mise en vente et la vente sous forme de tablettes, pastilles, pilules, comprimés et d'une manière générale sous toutes formes usitées pour l'administration des médicaments, des dites substances ou des préparations qui en contiennent, lorsque ces substances ou préparations sont destinées à d'autres usages que celui de la médecine.

ART. 6. — Toute vente des dites substances doit être inscrite sur un registre spécial, coté et paraphé par le maire ou le commissaire de police. Les inscriptions sur ce registre sont faites de suite, sans aucun blanc, rature, ni surcharge, au moment même de la livraison ou de l'expédition; elles indiquent le nom et la quantité des substances vendues, la date de la vente, ainsi que les nom, profession et adresse de l'acheteur.

A chacune des ventes est attribué un numéro d'ordre qui peut s'appliquer à tous les produits compris dans une même livraison. Ce numéro est inscrit, ainsi que le nom et l'adresse du vendeur, sur l'étiquette apposée conformément aux dispositions des deux premiers paragraphes de l'article 4.

Le registre sur lequel sont faites ces inscriptions doit être conservé pendant dix ans, pour être représenté à toute réquisition de l'autorité compétente.

ART. 7. — Aucune vente des dites substances ne peut être consentie qu'au profit d'une personne âgée de dix-huit ans au moins connue du vendeur ou justifiant de son identité.

Ces substances ne peuvent être délivrées que contre un reçu daté et signé de l'acheteur ou de son représentant et mentionnant sa profession et son adresse. Ce reçu peut être remplacé par une commande écrite, datée et signée de l'acheteur ou de son représentant et indiquant sa profession et son adresse.

Si la profession de l'acheteur n'implique pas l'emploi des substances demandées, le reçu ou la commande doit mentionner l'usage auquel ces substances sont destinées.

Le reçu ou la commande doit être conservé pendant trois ans par le vendeur pour être représenté à toute réquisition de l'autorité compétente.

ART. 8. — Lorsqu'elles sont destinées à la destruction des parasites nuisibles à l'agriculture, ces substances ne peuvent être délivrées en nature. Elles doivent être mélangées à des matières odorantes et colorantes, suivant des formules établies par arrêté du Ministre de l'Agriculture.

Les dispostitons des articles 4, 6 et 7 sont applicables à la vente de ces mélanges, qui ne pourront être vendus ou livrés que dans des récipients métalliques.

Par dérogation aux prescriptions du présent article, les dites substances peuvent être délivrées en nature, en vue d'expériences scientifiques, sur autorisation spéciale du Ministre de l'Agriculture. Cette autorisation, valable pour un an, peut être renouvelée.

ART. 9. — L'emploi des dites substances, pour la destruction des parasites nuisibles à l'agriculture, est interdit dans les cultures maraîchères et fourragères, ainsi que dans toutes autres cultures pour lesquelles leur emploi n'aura pas été autorisé par arrêté du Ministre de l'Agriculture. Cet arrêté fixera, pour chaque nature de culture et pour chaque région, les conditions auxquelles l'autorisation sera subordonnée, ainsi que les époques de l'année pendant lesquelles l'emploi des dites substances reste prohibé.

Un arrêté du dit Ministre, pris après avis du Conseil supérieur d'hygiène publique de France, déterminera les précautions que devront prendre les personnes qui emploieront, par application du présent article, des produits arsenicaux et notamment l'arséniate de plomb.

ART. 10. — Sont interdites la mise en vente et la vente des dites substances en vue de leur emploi à la destruction des parasites nuisibles à l'agriculture, dans d'autres conditions que celles fixées à l'article précédent.

ART. 11. — La vente et l'emploi des composés arsenicaux solubles sont interdits pour la destruction des parasites nuisibles à l'agriculture, ainsi que pour la destruction des mouches.

La vente et l'emploi de produits contenant de l'arsenic, du plomb ou du mercure sont interdits pour le chaulage des grains, pour l'embaumement des cadavres, ainsi que pour la destruction des mauvaises herbes dans les allées des jardins, dans les cours et les terrains de sports.

ART. 12. — Les substances visées au présent titre ne peuvent être délivrées en nature lorsqu'elles sont destinées à la destruction des sauterelles, des rongeurs, des taupes et des bêtes fauves. Elles doivent être mélangées à dix fois au moins leur poids de substances inertes et insolubles, puis additionnées d'une matière colorante intense, noire, verte ou bleue.

Par dérogation à l'article 2, la vente de ces mélanges est interdite à quiconque n'est pas pourvu du diplôme de pharmacien.

ART. 13. — La vente de la picrotoxine, de la coque du Levant et de ses préparations est interdite pour tout autre usage que celui de la médecine.

En conséquence, la vente de ces produits est interdite à quiconque n'est pas pourvu du diplôme de pharmacien.

ART. 14. — Les dispositions de l'article 4 sont applicables aux teintures et lotions pour cheveux, fards, cosmétiques, dépilatoires et produits de toilette préparés avec des substances du tableau A.

La vente des dites compositions renfermant de l'arsenic, du mercure ou du plomb est interdite à quiconque n'est pas pourvu du diplôme de pharmacien.

ART. 15. — Il n'est point dérogé aux dispositions du décret du 19 juillet 1895 pris en exécution de la loi du 16 avril précédent sur la vente du phosphore.

CHAPITRE II

Régime des substances du tableau A lorsqu'elles sont destinées à la médecine humaine ou vétérinaire.

ART. 16. — Les substances du tableau A ne peuvent être délivrées sous une forme quelconque:

1° Pour l'usage de la médecine humaine, que par les pharmaciens ou par les médecins légalement autorisés à fournir des médicaments à leurs clients;

2° Pour l'usage de la médecine vétérinaire, que par les pharmaciens et, sous les réserves prévues à l'article suivant, par les vétérinaires diplômés.

ART. 17. — Les vétérinaires sont autorisés à détenir, pour l'usage de la médecine vétérinaire, les dites susbtances.

Sans avoir le droit de tenir une officine ouverte, ils sont autorisés à délivrer ces substances à leurs clients lorsque ceux-ci résident dans des communes ou agglomérations dépourvues de pharmacie. Dans les autres communes, ils ne jouissent de la même faculté que dans les cas où l'administration des dites substances est faite par eux-mêmes aux animaux.

Art. 18. — Les pharmaciens, les médecins et vétérinaires sont soumis aux conditions prescrites par les articles 3 et 4 en ce qui concerne la détention des dites substances.

Toutefois, il leur est interdit de détenir dans les armoires visées à l'article 3 d'autres substances que celles mentionnées aux tableaux A et B.

Art. 19. — Les pharmaciens ne peuvent délivrer les dites substances, pour l'usage de la médecine humaine ou vétérinaire, que sur la prescription d'un médecin ou d'un vétérinaire.

Toutefois, ils peuvent délivrer, sur la prescription d'un chirurgien-dentiste ou d'une sage-femme diplômée, celles des dites substances dont la liste sera fixée par arrêté du Ministre de l'Intérieur.

Art. 20. — L'auteur de la prescription est tenu, sous les sanctions prévues par la loi du 19 juillet 1845, de la dater, de la signer et de mentionner lisiblement son nom et son adresse, d'énoncer en toutes lettres les doses des substances vénéneuses prescrites et d'indiquer le mode d'administration du médicament.

Art. 21. — Les pharmaciens peuvent renouveler l'exécution des ordonnances prescrivant des substances du tableau A, sous les réserves indiquées ci-après:

Ne peut être renouvelée, ni par le pharmacien qui y a procédé pour la première fois, ni par tout autre pharmacien, l'exécution des ordonnances sur lesquelles l'auteur de la prescription a mentionné l'interdiction du renouvellement.

Ne peuvent être exécutées à nouveau, à moins d'indication contraire de l'auteur de la prescription:

1° Les ordonnances prescrivant les dites substances, soit en nature, soit sous forme de solutions destinées à des injections sous-cutanées;

2° Les ordonnances prescrivant, sous forme de préparations destinées à être absorbées par la voie stomacale, et quelle qu'en soit la dose, les cyanures de mercure ou de potassium, l'aconitine ou ses sels, la digitaline, la strophantine, la vératrine ou ses sels;

3° Les ordonnances prescrivant, sous forme de préparations destinées à être absorbées par la voie stomacale, et à une dose supérieure à celle indiquée dans le Codex comme dose maximum pour vingt-quatre heures, des substances du tableau A autres que celles désignées au précédent paragraphe.

Toutefois, les pharmaciens peuvent renouveler les ordonnances ne portant pas de mention spéciale et prescrivant en nature, mais à dose n'excédant pas 5 grammes, le laudanum ou la teinture de noix vomique.

Art. 22. — Les pharmaciens doivent inscrire les ordonnances prescrivant les dites substances sur un registre spécial de vente tenu dans les conditions fixées par l'article 6 du présent décret. Ils sont soumis aux mêmes obligations en ce qui concerne les livraisons de médicaments qu'ils sont autorisés à faire dans les conditions prévues aux articles 27 et 28.

Toutefois, pour les ventes sur ordonnances, ils ne sont pas obligés d'inscrire le nom de l'acheteur, mais ils doivent mentionner le nom et l'adresse de l'auteur de la prescription.

Les renouvellements d'une même ordonnance doivent être mentionnés sur le registre, le jour de chaque renouvellement, sous un numéro d'ordre. Cette inscription peut consister en la seule indication du numéro sous lequel l'ordonnance a été primitivement inscrite.

Les pharmaciens sont autorisés à transcrire dans les mêmes conditions sur leur registre spécial de vente les ordonnances médicales qui ne comportent pas la délivrance de substances vénéneuses.

Ils ne doivent rendre les ordonnances prescrivant des substances visées au présent titre, que revêtues du timbre de leur officine après y avoir indiqué le numéro sous lequel la prescription a été inscrite au registre de vente, ainsi que la date de cette inscription.

Ils sont tenus de conserver l'ordonnance lorsque, par application des dispositions de l'article 21, celle-ci ne peut être renouvelée.

Lorsqu'ils conservent l'ordonnance, ils doivent en remettre à l'intéressé une copie intégrale datée et signée par eux, portant le timbre de leur officine et mentionnant le numéro sous lequel la prescription est inscrite à leur registre.

Les ordonnances retenues par les pharmaciens doivent être conservées par eux pendant trois ans pour être représentées à toute réquisition de l'autorité compétente.

Art. 23. — Les pharmaciens doivent apposer sur tout récipient contenant un médicament délivré par eux une étiquette indiquant, avec leur nom et leur adresse, le numéro d'ordre sous lequel la prescription est inscrite sur leur registre.

Cette étiquette est de couleur rouge orangé, quand il s'agit des substances du tableau A délivrées en nature ou de préparations contenant les dites substances et destinées soit à l'usage externe, soit à être employées en injections.

Cette étiquette porte la mention « *Toxique: ne pas dépasser la dose prescrite* », lorsque la substance vénéneuse, délivrée en nature, doit être absorbée par la voie stomacale, et la mention « *Poison* », lorsque la préparation est destinée à l'usage externe ou à des injections.

Les pharmaciens doivent, en outre, apposer sur les récipients une seconde étiquette de couleur rouge orangé portant, selon les cas, les mots « *pour l'usage externe* » ou « *solution pour injections* ».

Lorsqu'il s'agit de médicaments destinés à la médecine vétérinaire, l'étiquette rouge orangé doit porter la mention « *Médicament vétérinaire. — Poison* ».

Art. 24. — Les médecins autorisés à délivrer les médicaments sont soumis aux obligations imposées aux pharmaciens par les premier, deuxième et troisième paragraphes de l'article 22 et par l'article 23.

Lorsque les médicaments qu'ils délivrent sont prescrits par eux-mêmes, ils sont tenus de remettre au malade une ordonnance rédigée conformément aux dispositions de l'article 20.

Ils doivent indiquer, sur la dite ordonnance, le numéro sous lequel la prescription a été inscrite au registre de vente.

Art. 25. — Les vétérinaires autorisés à délivrer des médicaments dans les conditions prévues à l'article 17 sont assujettis aux obligations imposées aux pharmaciens par les premier et troisième paragraphes de l'article 22 et par les premier, deuxième et cinquième paragraphes de l'article 23. Ils doivent, en outre, mentionner sur leur registre le nom et l'adresse du client auquel la vente est faite.

Lorsque les médicaments qu'ils prescrivent sont délivrés par eux-mêmes à leurs clients, ils doivent, en outre, leur remettre une ordonnance rédigée conformément aux dispositions de l'article 20.

Art. 26. — Lorsque des médicaments destinés à la médecine humaine ou vétérinaire et renfermant une ou plusieurs des substances visées au présent titre, sont préparés et divisés à l'avance en vue de la vente au public, les enveloppes et récipients qui renferment ces médicaments doivent être revêtus d'une étiquette indiquant le nom des dites substances, tel qu'il figure au tableau A, ainsi que la dose, en toutes lettres, de chacune de ces substances contenues dans 100 grammes de la préparation.

A l'exception des prescriptions de l'article 18, toutes les dispositions qui précèdent sont applicables au commerce des dites préparations.

Toutefois, lorsque le nom et l'adresse du pharmacien par qui la préparation a été faite se trouvent indiqués sur l'enveloppe ou récipient contenant la dite préparation, celui qui la délivre est dispensé d'y apposer l'étiquette prévue au premier paragraphe de l'article 23.

Art. 27. — Les pharmaciens peuvent délivrer aux médecins et aux vétérinaires, sur leur demande écrite, datée et signée, les substances visées au présent titre et destinées à être employées par eux, soit dans les cas d'urgence, soit pour des opérations, pansements ou injections.

Ces médicaments doivent être employés par les praticiens eux-mêmes; il leur est interdit de les céder à leurs clients, à titre onéreux ou gratuit.

Ces substances ne peuvent être délivrées que sous la forme pharmaceutique compatible avec leur emploi médical.

L'auteur de la demande doit indiquer lisiblement son nom et son adresse et énoncer en toutes lettres les doses des substances vénéneuses entrant dans les préparations.

Les prescriptions de l'article 23 sont applicables aux médicaments délivrés dans les conditions visées au présent article.

ART. 28. — Un arrêté du Ministre de l'Intérieur énumérera les substances vénéneuses que les pharmaciens peuvent délivrer, dans les conditions fixées par l'article précédent, aux chirurgiens-dentistes et aux sages-femmes pour l'exercice de leur profession.

ART. 29. — Les dispositions du présent chapitre ne sont pas applicables aux préparations médicamenteuses renfermant des substances du tableau A à des doses trop faibles pour que les dites préparations puissent être soumises à la présente réglementation.

Ces doses seront fixées, pour chacune de ces substances, par arrêté du Ministre de l'Intérieur, pris sur l'avis du Conseil supérieur d'hygiène publique de France. Cet arrêté sera inséré au Codex.

TITRE II

Substances classées dans le tableau B

ART. 30. — Les articles qui précèdent sont applicables à l'importation, à l'achat, à la vente, à la détention et à l'emploi des substances classées dans le tableau B, en tant que leurs dispositions ne sont pas contraires à celles du présent titre.

ART. 31. — Les importateurs et les producteurs indigènes des substances classées dans le tableau B, les chimistes, les industriels et les commissionnaires en marchandises qui veulent faire le commerce des dites substances, ou les transformer en vue de la vente, doivent en faire une déclaration spéciale dans les conditions prévues à l'article 2.

Il est interdit à quiconque n'a pas fait cette déclaration spéciale d'importer, d'exporter, de détenir en vue de la vente, de délivrer, de vendre ou de transformer les substances inscrites au tableau B.

Il est également interdit à quiconque n'a pas fait cette déclaration d'acheter ou de se faire délivrer ces substances autrement que sur la prescription d'un médecin, d'un vétérinaire, d'un chirurgien-dentiste ou d'une sage-femme dans les conditions fixées au présent décret.

Toutefois, cette dernière interdiction n'est pas applicable aux laboratoires et établissements désignés, après avis du Conseil supérieur d'hygiène publique de France, par des arrêtés du Ministre de l'Intérieur qui détermineront, en même temps que les conditions dans lesquelles les dites substances pourront être remises à ces laboratoires et établissements, les quantités maxima qu'ils seront autorisés à se faire livrer.

Art. 32. — Tout achat ou toute cession, même à titre gratuit, des dites substances, doit être inscrit sur un registre spécial aux substances du tableau B, coté et paraphé par le maire ou le commissaire de police. L'autorité qui vise ce registre spécial doit se faire représenter le récépissé de la déclaration faite par l'intéressé. Elle mentionne, sur la première page du dit registre, la date à laquelle cette déclaration a été effectuée.

Les inscriptions sur le registre sont faites sans aucun blanc, rature ni surcharge, au moment même de l'achat ou de la réception, de la vente ou de la livraison. Elles indiquent le nom des dites substances, tel qu'il figure au tableau B, leur quantité, les nom, profession et adresse soit de l'acheteur, soit du vendeur, ainsi que le numéro donné par ce dernier au produit livré.

A chacune des opérations est attribué un numéro d'ordre qui peut s'appliquer à tous les produits compris dans une même réception ou livraison.

Les dispositions du présent article sont imposées à quiconque est autorisé à acheter ou à vendre les dites substances dans les conditions fixées à l'article précédent, notamment aux pharmaciens, médecins et vétérinaires, aux importateurs et aux exportateurs, aux producteurs indigènes pour leurs ventes, ainsi qu'aux commissionnaires en marchandises.

Toutefois, les pharmaciens sont autorisés, pour les ventes sur ordonnances, à n'inscrire que chaque mois, sur le registre spécial, le relevé totalisé des quantités des dites substances qui figurent, pour le dit mois, au registre de vente prévu par l'article 22 et sur lequel ils doivent alors inscrire le nom et l'adresse des personnes auxquelles ils ont délivré ces substances.

Art. 33. — Les importateurs sont tenus de prendre au bureau de douane par lequel doit avoir lieu l'introduction un acquit-à-caution indiquant les quantités importées de chacune des dites substances, ainsi que le nom et l'adresse du ou des destinataires.

Cet acquit-à-caution, dont la délivrance est subordonnée à la production du récépissé délivré au ou aux destinataires en vertu des articles 2 et 31, doit être rapporté dans un délai d'un mois, revêtu d'un certificat de décharge de l'autorité municipale du lieu de résidence du ou des destinataires.

Les exportateurs sont tenus, pour toute expédition à l'étranger, de prendre au bureau de douane un certificat d'exportation.

Les certificats doivent mentionner la nature des préparations exportées et indiquer la quantité de chacune des substances du tableau B qu'elles renferment. Ces certificats doivent être conservés pendant trois ans par le vendeur pour être représentés à toute réquisition de l'autorité compétente.

Art. 34. — Les industriels qui emploient ces substances pour en extraire les alcaloïdes, et les pharmaciens qui les traitent en vue du même usage ou pour les transformer en produits pharmaceutiques, sont tenus, après avoir indiqué ces opérations sur le registre spécial prévu à l'article 32, d'inscrire, à la suite des quantités employées, celles que renferment les produits résultant de la transformation.

Décharge de la différence est donnée sur ce registre par l'inspecteur institué par l'article 2 du décret du 5 août 1908, si le déficit lui paraît résulter normalement des transformations ou manipulations déclarées.

Art. 35. — Le registre prévu à l'article 32 doit être conservé pendant dix années pour être représenté à toute réquisition de l'autorité compétente.

Le vendeur n'est exonéré des quantités reçues que dans la mesure soit des ventes par lui effectuées et inscrites au dit registre, soit de la décharge donnée dans les conditions de l'article précédent.

Art. 36. — Ces substances ne peuvent circuler, être importées ou exportées que si les enveloppes ou récipients qui les renferment portent, en outre des inscriptions prescrites à l'article 4, l'indication de la quantité des dites substances, ainsi que les noms et adresses de l'expéditeur et du destinataire.

Le détenteur de ces substances doit les conserver dans des armoires fermées à clef. Ces armoires ne peuvent contenir d'autres substances que celles qui figurent aux tableaux A et B. Toute quantité trouvée en dehors des dites armoires sera saisie.

Art. 37. — Exception faite pour la délivrance sur ordonnance, il est interdit de vendre ou de délivrer les dites substances à quiconque ne justifie pas qu'il a satisfait aux conditions de l'article 31.

Les dites substances ne peuvent être délivrées que contre une commande écrite, datée et signée de l'acheteur ou de son représentant, indiquant son nom, sa profession et son adresse et énonçant, en toutes lettres, la quantité de la substance demandée.

La commande doit être conservée pendant trois ans par le vendeur, pour être représentée à toute réquisition de l'autorité compétente.

Les dispositions du paragraphe premier du présent article sont applicables en cas de vente ou de cession des dites substances après saisie par l'autorité publique ou à la requête des créanciers.

Art. 38. — Il est interdit aux pharmaciens de renouveler aucune ordonnance prescrivant des substances du tableau B, soit en nature, soit sous forme de solutions destinées à des injections sous-cutanées.

La même interdiction s'applique aux ordonnances prescrivant des poudres composées à base de cocaïne ou de ses sels et de ses dérivés et renfermant ces substances dans une proportion égale ou supérieure au centième, ainsi qu'aux ordonnances prescrivant des préparations destinées à être absorbées par la voie stomacale et contenant, à une dose quelconque, des substances du tableau B.

Par dérogation à cette dernière disposition, peuvent être renouvelées les ordonnances prescrivant des préparations destinées à être absorbées par la voie stomacale et ne contenant pas plus de 12 centigrammes d'extrait d'opium, ni plus de 3 centigrammes de chlorydrates de morphine, de diacétylmorphine ou de cocaïne.

Art. 39. — Il est interdit aux médecins de rédiger et aux pharmaciens d'exécuter des ordonnances prescrivant, pour une période supérieure à sept jours, les substances du tableau B, lorsque la composition des préparations prescrites correspond aux conditions d'interdiction édictées par l'article précédent.

Art. 40. — Les pharmaciens peuvent délivrer aux médecins, aux vétérinaires, aux chirurgiens-dentistes et aux sages-femmes les substances du tableau B nécessaires à l'exercice de leur profession, dans les conditions et sous les réserves fixées aux articles 27 et 28.

Les pharmaciens ne peuvent délivrer ces substances qu'à des praticiens domiciliés dans la commune ou dans des communes contiguës, lorsque celles-ci sont dépourvues d'officine.

Il est interdit aux pharmaciens de délivrer à ces praticiens aucune de ces substances en nature.

Les pharmaciens doivent conserver pendant trois ans, pour être représentées à toute réquisition de l'autorité compétente, les demandes émanant des médecins, des vétérinaires, des chirurgiens-dentistes et des sages-femmes et en adresser un relevé, à la fin de chaque trimestre, au préfet de leur département.

TITRE III

Substances classées dans le tableau C

Art. 41. — Quiconque détient, en vue de la vente, des substances inscrites au tableau C est tenu de les placer dans ses magasins, de manière qu'elles soient séparées des substances non dangereuses et notamment des produits destinés à l'alimentation de l'homme ou des animaux.

Lesdites substances doivent être renfermées dans des récipients ou enveloppes portant une inscription indiquant le nom de la substance, tel qu'il figure au tableau annexé et entourés d'une bande de couleur verte avec le mot « *Dangereux* » inscrit en caractères très apparents.

Ces substances ne peuvent être délivrées aux acheteurs que contenues dans des récipients ou enveloppes portant, outre le nom de la substance, le nom et l'adresse du vendeur, et entourés de la bande verte mentionnée dans le précédent paragraphe.

Art. 42. — Lesdites substances ne peuvent être délivrées pour l'usage de la médecine humaine ou vétérinaire que dans les conditions prescrites aux articles 16 et 17. — Voir page 465.

Elles ne seront délivrées que dans des récipients portant une étiquette mentionnant le nom et l'adresse du vendeur et indiquant le nom de la substance ou sa composition; cette dernière indication peut être remplacée par le numéro d'inscription au registre de vente.

Art. 43. — Lorsque les pharmaciens et médecins délivrent, en nature, pour l'usage interne, des substances du tableau C, ils doivent apposer sur chaque enveloppe ou récipient renfermant les dites substances une étiquette de couleur verte portant les mots : « *A employer avec précaution.* »

Lorsqu'ils délivrent ces substances sous forme de préparations destinées soit à l'usage externe, soit à être employées en injections, ils doivent apposer sur les enveloppes ou récipients renfermant lesdites préparations une étiquette de couleur verte portant le mot « *Dangereux* » avec la mention « *Pour usage externe* » ou « *Solution pour injections* », suivant le cas.

Losque les pharmaciens ou les vétérinaires délivrent lesdites substances pour la médecine vétérinaire, soit en nature, soit sous forme de préparations, ils doivent apposer sur les enveloppes ou récipients une étiquette de couleur verte portant l'inscription « *Médicament vétérinaire. — Dangereux.* »

Ces dispositions sont applicables au commerce des médicaments préparés et divisés à l'avance, en vue de la vente au public et renfermant des substances du tableau C.

Art. 44. — Les teintures et lotions pour cheveux, les fards, cosmétiques et produits de toilette préparés avec des substances du tableau C ne peuvent être détenus en vue de la vente, mis en vente ou vendus que dans des récipients portant une étiquette indiquant le nom desdites substances entrant dans leur composition et revêtus, en outre, de la bande de couleur verte avec le mot « *Dangereux* » prévue à l'article précédent.

TITRE IV

Dispositions générales

Art. 45. — Concurremment avec les inspecteurs chargés de procéder aux visites prescrites par les articles 29, 30 et 31 de la loi du 21 germinal an XI, modifiés par la loi du 25 juin 1908, les maires et les commissaires de police doivent veiller à l'exécution des dispositions qui précèdent.

Ils ont qualité pour visiter, avec l'assistance de l'inspecteur institué par l'article 2 du décret du 5 août 1908, ou, en cas d'empêchement de celui-ci, avec le concours d'un pharmacien désigné par le préfet, les officines des pharmaciens, les dépôts de médicaments tenus par les médecins et les vétérinaires, ainsi que les entrepôts et magasins des droguistes et des commissionnaires en marchandises trafiquant de ces substances, les laboratoires où elles sont traitées pour en extraire les alcaloïdes ou pour les transformer en préparations pharmaceutiques, les magasins des herboristes et épiciers, des coiffeurs et parfumeurs et, d'une façon générale, conformément à la loi du 25 juin 1908, tous les lieux où sont fabriqués, entreposés ou mis en vente des produits médicamenteux ou hygiéniques.

Art. 46. — L'autorité qui procède à l'inspection exige la production du récépissé de la déclaration qui a dû être faite en exécution de l'article 2 ou, s'il y a lieu, de l'article 31 du présent décret. Si cette justification n'est pas apportée, les produits trouvés en contravention sont saisis, et si, parmi eux, la présence d'une ou plusieurs substances du tableau B est constatée, la fermeture de l'établissement est ordonnée par le préfet.

Si la déclaration est produite, l'autorité qui procède à la visite s'assure que les registres prescrits sont régulièrement tenus et que leurs énonciations concordent avec les quantités existantes.

Dans le cas d'infractions pouvant entraîner l'application des peines prévues à l'article 1er de la loi du 19 juillet 1845, modifiée et complétée par la loi du 12 juillet 1916, procès-verbal est dressé des constatations et opérations effectuées. Ce procès-verbal est transmis sans délai au procureur de la République, par l'autorité qui a procédé aux constatations; copie dudit acte est adressée par elle au préfet.

Art. 47. — A dater de la publication de chacun des arrêtés prévus à l'article 29 un délai de six mois, en ce qui concerne l'article 26 et le dernier paragraphe de l'article 43, est accordé aux intéressés pour se conformer aux prescriptions desdits articles.

Art. 48. — Sont abrogés l'ordonnance du 29 octobre 1846, le décret du 1er octobre 1908 et, généralement, toutes dispositions contraires au présent décret rendues en exécution de la loi du 19 juillet 1845.

Art. 49. — Le Ministre de l'Intérieur, le Garde des Sceaux, Ministre de la Justice, le Ministre des Finances et le Ministre de l'Agriculture sont chargés, chacun en ce qui le concerne, de l'exécution du présent décret qui sera publié au *Journal officiel* et inséré au *Bulletin des Lois.*

Fait à Paris, le 14 septembre 1916.

R. Poincaré.

Par le Président de la République :

Le Ministre de l'Intérieur : Malvy.

Le Garde des Sceaux, Ministre de la Justice : René Viviani.

Le Ministre des Finances : A. Ribot.

Le Ministre de l'Agriculture : Jules Méline.

TABLEAU A

Acide arsénieux et acide arsénique.
Acide cyanhydrique.
Aconit (feuille, racine, extrait et teinture).
Aconitine et ses sels.
Adrénaline.
Apomorphine et ses sels
Arécoline et ses sels.
Arséniates et arsénites.
Atropine et ses sels.
Bains arsenicaux.
Belladone (feuille, racine, poudre et extrait).
Benzoate de mercure.
Bichlorure de mercure.
Biiodure de mercure.
Bromoforme.
Brucine et ses sels.
Cantharides entières, poudre et teinture.
Cantharidine et ses sels.
Chloroforme.
Ciguë (fruit, poudre et extrait).
Codéine et ses sels.
Colchicine et ses sels.
Colchique (semence et extrait).
Conine et ses sels.
Coque du Levant.
Curare et curarine.
Cyanures métalliques.
Digitale (feuille, poudre et extrait).
Digitaline.
Duboisine et ses sels.
Emétique.
Ergotinine.
Ergot de seigle.
Esérine et ses sels.
Extrait d'ergot de seigle (ergotine)
Extrait fluide d'ergot de seigle.
Fèves de Saint-Ignace.
Gouttes amères de Baumé.
Gouttes noires anglaises.
Homatropine et ses sels.
Huile de croton.
Huile phosphorée.
Hydrastine.
Hydrastinine et ses sels.
Hyoscyamine et ses sels.
Juniperus phœnicea (feuille, poudre, essence).
Jusquiame (feuille, poudre et extrait).
Laudanum de Sydenham.

Laudanum de Rousseau.
Liqueur de Fowler.
Nicotine et ses sels.
Nitrates de mercure.
Nitroglycérine.
Noix vomique (poudre, extrait et teinture).
Oxydes de mercure.
Paquets de sublimé corrosif.
Pavot, papaver somniferum (capsules sèches).
Phosphore.
Phosphure de calcium.
Phosphure de zinc.
Picrotoxine.
Pilocarpine et ses sels.
Rue (feuille, poudre et essence).
Sabine (feuille, poudre et essence).
Santonine.
Scopolamine et ses sels.
Stovaïne.
Stramoine (feuille, poudre et extrait).
Strophantine et ses sels.
Strophanthus (semence, extrait et teinture).
Strychnine et ses sels.
Sulfures d'arsenic.
Teinture d'opium.
Topiques à l'huile de croton.
Vératrine et ses sels.

TABLEAU B

Opium brut et officinal.
Extraits d'opium.
Morphine et ses sels.
Diacétylmorphine et ses sels.
Alcaloïdes de l'opium (à l'exception de la codéine), leurs sels et leurs dérivés.
Cocaïne, ses sels et ses dérivés.
Haschich et ses préparations.

TABLEAU C

Acétates de plomb cristallisés et préparations qui les contiennent.
Acétates (Sous-) de plomb liquide.
Acide acétique cristallisable.
Acide chlorydrique.
Acide chromique.
Acide nitrique.

Acide oxalique.
Acide sulfurique.
Acide sulfurique alcoolisé (eau de Rabel).
Alcoolature d'aconit.
Amidophénol.
Ammoniaque.
Amidorésorcine.
Brome.
Carbonate de plomb et préparations qui le contiennent.
Caustique au chlorure d'antimoine.
Caustique au chlorure de zinc (pâte de Canquoin).
Caustique de potasse et de chaux (poudre de Vienne).
Chloral hydraté.
Chlorure d'antimoine.
Chlorure de zinc et la solution du Codex.
Composés organiques de l'arsenic.
Crésylol et crésylate de soude.
Diamidophénol.
Diamidorésorcine.
Eau distillée de laurier-cerise.
Eau de cuivre.
Essence de moutarde.
Formaldéhyde (formol).
Huile de foie de morue phosphorée.
Huile grise.
Hydroquinone.
Iode et teinture d'iode.
Iodure de plomb.
Lessive de potasse ou de soude.
Liqueur de Van Swieten.
Liqueur de Villatte.
Nitrate d'argent cristallisé et fondu et préparations qui le contiennent.
Nitrate de plomb et préparations qui le contiennent.
Nitrite d'amyle.
Nitroprussiates.
Oxalates de potassium.
Oxilates de potassium.
Papier au sublimé.
Pâtes phosphorées.
Pelletiérine et ses sels.
Pénol et phénates.
Phénylène diamine (méta et para) et préparations qui les contiennent.
Pommade au sublimé corrosif.
Pommades à l'oxyde de mercure.
Potasse caustique.
Protochlorure de mercure (calomel ou précipité blanc).
Protoiodure de mercure.
Pyridine.

Pyrogallol.
Saccharine.
Scille (poudre, extrait et teinture).
Sirop d'aconit.
Sirop de belladone.
Sirop de biiodure de mercure ou de Gibert.
Sirop de digitale.
Sirop de morphine.
Sirop d'opium.
Soluté et peptonate de mercure (Codex).
Soude caustique.
Sulfate de mercure.
Sulfate de spartéine
Sulfate de zinc.
Sulfure de mercure et préparations qui le contiennent.
Sulfocyanure de mercure.
Teinture de belladone.
Teinture de colchique.
Teinture de digitale.
Teinture de jusquiame.
Tétrachlorure de carbone.

Arrêtés relatifs à l'application de la loi du 12 juillet 1916 et du décret du 14 septembre 1916 concernant le commerce, la détention et l'usage des substances vénéneuses (1).

1° **Arrêté visant les Chirurgiens-Dentistes, les Dentistes patentés et les Sages-Femmes :**

Le Ministre de l'Intérieur,

Vu la loi du 19 juillet 1845, modifiée et complétée par la loi du 12 juillet 1916, concernant le commerce, la détention et l'usage des substances vénéneuses;

Vu le décret du 14 septembre 1916 portant règlement d'administration publique pour l'application de ces lois, et notamment :

1° L'article 19 disposant que les pharmaciens peuvent délivrer, sur la prescription d'un chirurgien-dentiste ou d'une sage-femme diplômée, les substances vénéneuses des tableaux A et B dont la liste sera fixée par arrêté du Ministre de l'Intérieur;

2° Les articles 28 et 40 disposant qu'un arrêté du Ministre de l'Intérieur énumérera les substances vénéneuses des tableaux A et B que les pharmaciens peuvent délivrer aux chirurgiens-dentistes et aux sages-femmes pour l'exercice de leur profession;

Vu la loi du 30 novembre 1892 sur l'exercice des professions de chirurgien-dentiste, dentiste patenté et sage-femme;

---

(1) *Journal officiel* du 8 juin 1917, page 4.458.

Vu les décrets des 23 juin 1873, 9 juillet 1890 et 15 avril 1909, pris en conformité de l'article 4 de ladite loi;
Vu l'avis du Conseil supérieur d'hygiène publique de France,

Arrête :

Art. 1er. — Les pharmaciens sont autorisés à délivrer au public, sur présentation d'une ordonnance signée d'un chirurgien-dentiste ou d'un dentiste patenté et rédigée dans les conditions fixées par l'article 20 du décret du 14 septembre 1916, les substances vénéneuses suivantes :

Substances du tableau A.

Collutoires à base de chloroforme et de teinture d'aconit additionnée de teinture d'iode.
Préparations pour l'usage externe, à base de laudanum et ne renfermant pas plus de 10 0/0 de ce médicament.
Gargarismes à base de pavot.

Substances du tableau B.

Collutoires à moins de 3 0/0 de chlorhydrate de cocaïne additionné soit de chloroforme, soit de phénol. Ces collutoires seront colorés par de la teinture de safran et ne seront pas prescrits par quantités supérieures à 25 grammes.

Art. 2. — Les pharmaciens ne peuvent délivrer au public, sur la présentation d'une ordonnance signée d'une sage-femme diplômée et rédigée dans les conditions fixées par l'article 20 du décret du 14 septembre 1916, que les substances vénéneuses du tableau A prévues par les décrets du 23 juin 1873, du 9 juillet 1890 et du 15 avril 1909, à savoir :
Ergot de seigle.
Poudre de sublimé corrosif et d'acide tartrique (formule du Codex) en paquets de 1 gr. 25.
Pommade au chlorure mercurique (Codex).
Solution d'azotate d'argent au 1/50.

Art. 3. — Les pharmaciens sont autorisés à délivrer aux chirurgiens-dentistes, pour l'exercice de leur profession et contre remise d'une commande écrite rédigée dans les conditions fixées par les articles 7 et 37 du décret du 14 septembre 1916, les substances vénéneuses contenues dans la liste suivante :

Substances du tableau A.

Acide arsénieux pulvérisé.
Poudre d'adrénaline au 1/10 (formulaire des hôpitaux militaires).
Ampoules d'adrénaline au 1/1000.
Aconit (teinture) en mélange avec la teinture d'iode.
Chloroforme.

Chlorure mercurique en comprimés ou en paquets (Codex).
Chlorure mercurique en solution alcoolique à 1 0/0, non colorée.
Cyanure mercurique en comprimés ou en paquets, suivant formule :

Cyanure de mercure	1 gramme.
Borate de sodium	1 —
Fluorescéine	0 gr. 005.

Cantharides (teinture) en dilution à 10 0/0.
Laudanum.
Nitrate acide de mercure.
Pavot.
Teinture d'opium.
Stovaïne en solutions de 1 à 5 0/0 additionnées ou non d'adrénaline.

Substances du tableau B.

Chlorhydrate de cocaïne en mélange avec 5 0/0 de charbon animal purifié.
Chlorhydrate de cocaïne : solutions en ampoules à 1 ou 2 0/0 additionnées ou non d'adrénaline.
Cocaïne (base) en solutions huileuses de 1 à 5 0/0.
Chlorhydrate de morphine, en mélange avec 5 0/0 de vert Guignet.
Chlorhydrate de morphine : solutions en ampoules de 1 ou 2 0/0 additionnées ou non d'adrénaline.
Chlorhydrate de morphine en solutions suivant formules :

DASTRE

Chlorhydrate de morphine, 10 centigrammes.
Sulfate d'atropine, 5 milligrammes.
Eau distillée, 10 grammes.

LANGLOIS

Chlorhydrate de morphine, 10 centigrammes.
Sulfate de spartéine, 50 centigrammes.
Eau distillée, 10 grammes.

Pâtes arsenicales renfermant de l'extrait d'opium, de l'extrait de cannabis indica et du chlorhydrate de cocaïne dans une proportion ne dépassant pas 8 0/0 de chacun de ces toxiques.

ART. 4. — Les substances énoncées à l'article précédent pourront également être délivrées aux dentistes patentés, à l'exception du chloforme en nature, dont l'usage leur est interdit par l'article 32 de la loi du 30 novembre 1892.

ART. 5. — Les pharmaciens sont autorisés à délivrer aux sages-femmes, pour l'exercice de leur profession et contre remise d'une commande écrite rédigée dans les conditions fixées par l'article 7 du décret du 14 septembre 1916, les substances vénéneuses contenues dans la liste suivante :

Ampoules de 1 centimètre cube de solution d'adrénaline au 1/1000.

Extrait fluide d'ergot de seigle, en flacons de 5 grammes.

Laudanum en flacons de 5 grammes.

Poudre de sublimé corrosif et d'acide tartrique en paquets (Codex).

Pavot.

Art. 6. — Les dispositions du titre III du décret du 14 septembre 1916 ne s'opposent pas à ce que les chirurgiens-dentistes, les dentistes patentés et les sages-femmes puissent se faire délivrer par les pharmaciens les substances vénéneuses du tableau C nécessaires à l'exercice de leur profession. Elles ne s'opposent pas non plus à ce que les pharmaciens délivrent au public des préparations contenant des substances du tableau C sur présentation d'une ordonnance rédigée par un chirurgien-dentiste ou un dentiste patenté.

Art. 7. — Le directeur de l'assistance et de l'hygiène publiques est chargé de l'exécution du présent arrêté.

Fait à Paris, le 22 mai 1917.

Malvy.

2° **Arrêté visant les Laboratoires :**

Le Ministre de l'Intérieur,

Vu la loi du 19 juillet 1845, modifiée et complétée par la loi du 12 juillet 1916, concernant le commerce, la détention et l'usage des substances vénéneuses;

Vu le décret du 14 septembre 1916 portant règlement d'administration publique pour l'application de ces lois et notamment le dernier paragraphe de l'article 31 dudit décret;

Vu l'avis du Conseil supérieur d'hygiène publique de France,

Arrête :

Art. 1er. — Les laboratoires dépendant des établissements d'enseignement public ou privé, les laboratoires dépendant d'une administration d'Etat, départementale ou communale, les laboratoires d'analyses justifiant de leur patente, sont autorisés à se faire délivrer les substances vénéneuses classées dans le tableau B, nécessaires à leurs travaux courants, par quantités qui n'excéderont pas un maximum annuel de 5 grammes pour chacune de ces substances.

Art. 2. — Pour se procurer lesdites substances, les chefs des laboratoires intéressés devront adresser au directeur de l'Ecole supérieure de pharmacie de Paris une demande écrite, datée et signée, indiquant, dans les limites de poids spécifiées par l'article 1er, la nature et la quantité de substance à livrer, en même temps que le nom et l'adresse du fournisseur par qui la livraison devra être effectuée.

L'auteur de la demande devra certifier que la substance toxique demandée par lui est exclusivement destinée aux travaux du laboratoire intéressé.

La preuve que le laboratoire remplit l'une des conditions énumérées à l'article 1er, ainsi que la légalisation de la signature de l'auteur de la demande pourront être exigées.

L'intéressé recevra de l'Ecole supérieure de pharmacie un « bon à délivrer » qu'il remettra au fournisseur qu'il a désigné et que celui-ci conservera pour être annexé à sa comptabilité des toxiques du tableau B.

Art. 3. — Toute demande émanant d'un laboratoire autre que ceux visés à l'article 1er ou portant sur des quantités supérieures au maximum fixé par ledit article ne pourra recevoir une suite favorable qu'après l'autorisation du Ministre de l'Intérieur auquel cette demande devra être soumise par le directeur de l'Ecole supérieure de pharmacie de Paris.

Art. 4. — Le directeur de l'Ecole supérieure de pharmacie de Paris adressera annuellement au Ministre de l'Intérieur, avec ses observations, le relevé des quantités de substances vénéneuses du tableau B dont il aura autorisé la délivrance dans l'année. Copie de cet état sera remise par ses soins au service du ministère de l'Agriculture chargé de l'inspection des pharmacies.

Art. 5. — Le directeur de l'assistance et de l'hygiène publiques et le directeur de l'Ecole supérieure de pharmacie sont chargés, chacun en ce qui le concerne, de l'exécution du présent arrêté.

Fait à Paris, le 23 mai 1917.

Malvy.

CHAPITRE II

APPLICATION A L'ARMÉE de la Loi sur les Substances vénéneuses

Rapport au Sous-Secrétaire d'Etat du Service de Santé Militaire

Paris, le 23 janvier 1918.

Monsieur le Ministre,

La commission que vous avez instituée pour réglementer l'usage des substances vénéneuses dans l'armée, a terminé ses travaux. Il ne lui a pas fallu moins de sept séances plénières et de onze séances de sous-commissions pour arriver, en une matière aussi complexe, à des résultats vraiment pratiques.

N'ayant jamais perdu de vue, pendant nos délibérations, le but si hautement social que vous poursuivez de faire participer le service de santé à la lutte engagée par les Pouvoirs publics contre les poisons stupéfiants, nous avons cherché des solutions précises sans nous laisser arrêter par des questions d'habitude ou de commodité. Il nous a paru sans importance en effet que, dans une telle circonstance, nos médecins et nos pharmaciens se trouvent un peu gênés demain, non pas certes dans l'exercice de leur profession, mais dans la liberté beaucoup trop grande qui leur était laissée jusqu'ici de prescrire et d'utiliser sans vrai contrôle les substances vénéneuses.

La dernière édition du formulaire pharmaceutique des hôpitaux militaires tenait compte déjà des dispositions principales, non encore rendues publiques, du décret du 14 septembre 1916 et de l'arrêté ministériel du 22 mai 1917; mais, outre que les prescriptions de ce formulaire étaient incomplètes, elles ne s'appliquaient qu'aux véritables formations hospitalières de l'armée, à celles par conséquent qui, par la qualité de leur personnel, en avaient le moins besoin.

L'arrêté que nous proposons à votre signature, monsieur le Ministre, étendra ses effets à tous les établissements appartenant directement à notre service, ou s'y rattachant par un lien quelconque. Voilà le point capital de notre travail, avec cet autre, que nous plaçons rigoureusement les responsabilités dans les mains des compétences.

C'est, il faut le dire, grâce à deux décisions que vous avez déjà prises : qu'un hôpital temporaire ne peut se passer d'un service pharmaceutique légalement organisé; qu'un régiment (unités combattantes ou dépôts), doit posséder un pharmacien; qu'il va devenir possible d'appliquer dans l'armée, de façon systématique, une loi civile, promulguée dans l'intérêt le plus immédiat de notre race.

Le pharmacien, manipulateur né et seul distributeur légal des poisons, est le pivot de toute l'organisation nouvelle. Les responsabilités qui vont lui en incomber dans l'armée, aggraveront certes ses charges, mais le rendront plus utile encore à la santé publique.

Notre projet d'arrêté comporte quatre titres :

Le titre I, édicte les mesures générales relatives à toutes les formations sanitaires. Les tableaux A. B. C. s'y trouvent reproduits. A cause des hôpitaux auxiliaires, et parce que, même dans les établissements réguliers du service de santé, toutes sortes de remèdes peuvent être acquis à titre onéreux, il nous a paru indispensable de les publier au complet. Seulement nous avons pris soin de souligner les toxiques inscrits au formulaire militaire.

Le titre II réglemente les approvisionnements, l'achat, les demandes, la réception et la délivrance des toxiques dans :

1° Les pharmacies d'approvisionnement;

2° Les hôpitaux permanents et temporaires;

3° Les hôpitaux auxiliaires et bénévoles;

4° Les infirmeries régimentaires;

5° Les infirmeries vétérinaires.

C'est de beaucoup le plus important. Il comporte plusieurs mesures nouvelles, dont quelques-unes méritent d'être particulièrement signalées. A savoir : la réglementation des prescriptions dentaires, laquelle, pour des raisons de service, et après consultation des praticiens les plus compétents en stomatologie, n'a pas été mise par nous en concordance absolument exacte avec le texte de l'arrêté ministériel du 22 mai 1917; la création d'un carnet à souche, véritable régulateur de l'emploi des toxiques; la vérification par le pharmacien des petits approvisionnements, laissés à la disposition des services, pour empêcher toute accumulation de stupéfiants; l'approvisionnement et le contrôle par les pharmaciens, sur le même terrain, des infirmeries vétérinaires; le rôle absolument défini, au point de vue des toxiques, des pharmaciens régimentaires.

Plus particulièrement, en ce qui concerne l'application de la loi aux infirmeries de corps de troupes, la commission, à l'unanimité, a émis le vœu qu'il n'y existe jamais qu'une seule pharmacie, dont le pharmacien assurerait les différents services.

Le titre III se rapporte uniquement à la comptabilité spéciale aux produits du tableau B (stupéfiants).

Le titre IV a trait aux médicaments dangereux du tableau C.

A cet arrêté nous joignons un projet d'instruction, réglementant son application.

Tel est, monsieur le Ministre, le résumé des travaux réalisés par notre commission. Chacun de ses membres y a travaillé de plein cœur, avec le vif désir de répondre à votre confiance, avec la certitude que la réglementation nouvelle sera utile au pays et à son armée. C'est dans cet esprit que nous la soumettons à votre haute appréciation.

ROESER, pharmacien inspecteur, président;

CAZENEUVE, sénateur du Rhône, professeur honoraire à la Faculté de Médecine et de Pharmacie de Lyon, vice-président;

GAUTHIER (Henri), directeur de l'Ecole Supérieure de Pharmacie de Paris, vice-président;

GRIMBERT, membre de l'Académie de Médecine, professeur à l'Ecole Supérieure de Pharmacie de Paris;

GEORGES, pharmacien principal de 1re classe, professeur au Val-de-Grâce;

PELLERIN, pharmacien principal de 1re classe, directeur du service pharmaceutique au sous-secrétariat d'Etat du Service de Santé militaire;

SCHEFFLER, médecin principal de 2e classe, attache au cabinet du sous-secrétaire d'Etat du Service de Santé militaire;

DROUIN, vétérinaire-major de 2e classe, attaché à l'inspection vétérinaire de la direction de la cavalerie;

SCHMIDT, pharmacien-major de 2e classe, député des Vosges;

MARTIN (Henri), pharmacien-major de 2e classe, président de l'association des pharmaciens de France;

TORAUDE (L.-G.), pharmacien à Asnières;

PROTHIÈRE (Eugène), pharmacien-major de 2e classe, attaché au cabinet du sous-secrétaire d'Etat du Service de Santé militaire, secrétaire;

PELLISSIER, pharmacien-major de 2e classe, à la direction du Service Pharmaceutique du sous-secrétariat d'Etat du Service de Santé militaire, secrétaire adjoint;

ORLIAC, pharmacien-major de 2e classe, secrétaire adjoint.

MINISTÈRE DE LA GUERRE

SOUS-SECRÉTARIAT D'ÉTAT
du Service de Santé Militaire

2e Division technique

4023 4/7

RÉPUBLIQUE FRANÇAISE

Circulaire du Sous-Secrétariat d'Etat du Service de Santé au Général commandant en chef; aux Généraux commandant les régions; au Général Commissaire Résident général de France au Maroc; au Général commandant les troupes de l'Afrique du Nord.

Paris, le 6 février 1913.

Je vous adresse l'instruction concernant l'application à l'armée, de la législation nouvelle des substances vénéneuses, mise en conformité avec la loi du 12 juillet 1916, le décret du 14 septembre 1916 et l'arrêté du 22 mai 1917.

Cette réglementation vise les demandes, la réception, la livraison, la détention, l'usage, la justification d'emploi des substances vénéneuses, elle fixe les obligations des médecins, des pharmaciens, des vétérinaires et des dentistes dans les hôpitaux et établissements du service de santé ainsi que dans les infirmeries régimentaires et vétérinaires. Elle institue une nouvelle comptabilité à tenir.

Les dispositions qu'elle contient abrogent les instructions suivantes contenues dans le formulaire pharmaceutique (Tome I) des hôpitaux militaires :

1° Instruction relative aux substances vénéneuses : page 406;

2° Instruction pour la délivrance et la conservation des substances vénéneuses et dangereuses employées sous forme de solution, page 415;

3° Instruction sur les précautions à observer pour la délivrance des médicaments prescrits aux visites : page 416;

4° Instruction sur les précautions à observer pour la délivrance des médicaments aux malades non hospitalisés : page 417.

Toutefois, aux toxiques des tableaux A seront annexés, renfermés dans l'armoire ou locaux réservés aux poisons et considérés comme tels : les arsénobenzènes, l'hectine, l'hectargyre, l'oxycyanure de mercure, la novocaïne, la poudre de sublimé composée; aux médicaments dangereux du tableau C seront annexés séparés et considérés comme tels : l'acétanilide, le chlorhydrate d'émétine, le kermès par voie sèche, le crésyl, les médicaments opothérapiques, la phénacétine, la résorcine, le bisulfite de sodium en solution concentrée, l'hypochlorite de sodium dissous, l'eau de Javel, la poudre d'Euphorbe.

En attendant les arrêtés ministériels à intervenir, prévus par l'article 29 du décret du 14 septembre 1916 (voir page 10). (lesquels doivent fixer les préparations médicamenteuses des substances du tableau A à doses trop faibles pour que les dites préparations suivantes où entrent les substances vénéneuses des tableaux A, B, C, telles que : ampoules, (collyres-ampoules), comprimés, granules, pilules, solutions continueront à être enfermées dans l'armoire ou les locaux réservés aux poinsons ou à être séparés des autres médicaments. Seront réunis aux médicaments du tableau C les ampoules de benzoate de mercure, de biiodure de mercure, d'ergotine (médicaments du tableau A), l'huile phénolée, les solutions d'acide arsénieux à 1/1.000, de cyanure de mercure, de bichlorure de mercure à 1/1.000, la solution faible d'oxycyanure de mercure (médicaments du tableau A).

Dans les pharmacies d'approvisionnement ainsi que dans les hôpitaux militaires permanents ou temporaires, toujours pourvus d'un pharmacien, l'application de cette instruction ne souffre aucune difficulté et n'appelle aucune remarque.

Dans les hôpitaux recevant des blessés ou malades militaires (hôpitaux auxiliaires, bénévoles ou tous autres), il importe qu'un pharmacien militaire ou civil assure *effectivement* les demandes, la réception, la détention, la délivrance, la justification des mouvements des médicaments en général et des substances vénéneuses en particulier.

Faute de se conformer à ces dispositions, ces hôpitaux ne recevraient plus de malades ou blessés militaires.

Il vous appartiendra de prendre toutes mesures utiles à cet égard et notamment de désigner un pharmacien militaire ou civil (ce dernier agréé et titularisé) dans chacun de ces hôpitaux.

Dans les infirmeries régimentaires, la réglementation nouvelle établit que l'application des dispositions relatives aux substances vénéneuses incombe au pharmacien (Chapitre IV du Titre II) tout en laissant au médecin et au dentiste, chacun dans les limites de ses attributions, la responsabilité qui lui incombe. Chaque infirmerie régimentaire doit donc compter dans son personnel un pharmacien aide-major ou un pharmacien auxiliaire suivant l'importance du corps de troupe considéré.

Dans les infirmeries vétérinaires, le contrôle de la détention, des mouvements des toxiques, de la justification de leur emploi sur le registre légal appuyé des pièces réglementaires, est assuré par les pharmaciens militaires chargés des inspections pharmaceutiques.

J'appelle tout spécialement votre attention sur l'intérêt qui s'attache dans toutes les formations du service de santé et en particulier dans les infirmeries de corps de troupe à ce que la surveillance des produits toxiques soit assurée avec toute la rigueur désirable, car en raison des conditions même de l'exécution du service il peut se produire des fuites de stupéfiants notamment, et toute négligence ou tout oubli pourraient entraîner de graves conséquences.

Je tiens à vous faire ressortir combien la loi du 12 juillet et le décret du 14 septembre 1916 imposent d'obligations et de responsabilités nouvelles, sanctionnées par des pénalités aggravées (articles 1, 2, 3 et 5 de la loi), tant pour les médecins (article 20 du décret) que pour les pharmaciens. L'article 39 du même décret porte pour les médecins interdiction de rédaction et pour le pharmacien interdiction d'exécution d'ordonnance prescrivant des stupéfiants dans des conditions déterminées. Aussi les médecins devront-ils tenir compte de ces dispositions légales dans le libellé des ordonnances faites sur bons d'officiers ou de malades non hospitalisés et, suivant l'article 20, inscrire le mode d'administration du médicament quand la prescription comporte des substances toxiques.

Les dispositions de la présente circulaire sont applicables dès maintenant.

JUSTIN GODART.

APPLICATION A L'ARMÉE

DE LA

Législation nouvelle sur les Substances vénéneuses

TITRE Ier

RÉGLEMENTATION GÉNÉRALE

ART. 1er. — Le pharmacien détient et délivre seul les substances vénéneuses, qui constituent les approvisionnements du service de santé; exception n'est faite à cette règle que sous les réserves prévues aux articles 23 et 37.

ART. 2. — Les substances vénéneuses sont classées, suivant le décret du 14 septembre 1916, en trois catégories, répondant aux tableaux A B C ci-après.

Celles en usage dans le service de santé, et inscrites au formulaire pharmaceutique des hôpitaux militaires, sont *en italique*.

TABLEAU A

Acide arsénieux et arsénique.
Acide cyanhydrique.
Aconit (feuille, *racine*, extrait et *teinture*).
Aconitine et ses sels.
Adrénaline.
Apomorphine et ses sels (*chlorydrate*).
Arécoline et ses sels (*bromhydrate*).
Arséniates (*arséniate de sodium* et arsénites).
Atropine et ses sels (*sulfate*).
Bains arsénicaux.
Belladone (*feuille*, racine, poudre et *extrait*).
Benzoate de mercure.
Bichlorure de mercure.
Biiodure de mercure.
Bromoforme.
Brucine et ses sels.
Cantharides entières (*poudre et teinture*).
Cantharidine et ses sels.

Modèles de registres se rapportant à la présente réglementation portant l'indication S. V. ; ceux qui ne portent pas cette indication se rapportent aux règlement sur le Service de Santé.

Chloroforme.
Ciguë (fruit, poudre et extrait).
Codéine et ses sels.
Colchicine et ses sels.
Colchique (*semence* et extrait).
Conine et ses sels.
Coque du Levant.
Curare et curarine.
Cyanures métalliques, *cyanure de mercure.*
Digitale (*feuille,* poudre et extrait).
Digitaline. *Digitaline cristallisée.*
Duboisine et ses sels.
Emétique.
Ergotinine.
Ergot de seigle.
Esérine et ses sels, *salicylate.*
Extrait d'ergot de seigle, ergotine.
Extrait fluide d'ergot de seigle.
Fèves de Saint-Ignace.
Gouttes amères de Baumé.
Gouttes noires anglaises.
Homatropine et ses sels (*bromhydrate*).
Huile de croton.
Huile phosphorée.
Hydrastine.
Hydrastinine et ses sels.
Hyoscyamine et ses sels.
Juniperus phœnica (feuille, poudre, essence).
Jusquiame (*feuille,* poudre et extrait).
Laudanum de Sydenham.
Laudanum de Rousseau.
Liqueur de Fowler.
Nicotine et ses sels.
Nitrates de mercure.
Nitroglycérine (trinitrine).
Noix vomique (poudre, *extrait* et *teinture*).
Oxydes de mercure.
Paquets de sublimé corrosif.
Pavot, papaver somniferum (capsules sèches).
Phosphore.
Phosphure de calcium.
Phosphure de zinc.
Picrotoxine.
Pilocarpine et ses sels (*azotate*).
Rue (feuille, poudre et essence).
Sabine (feuille, poudre et essence).
Santonine.
Scopolamine et ses sels.
Stovaïne.
Stramoine (feuille, poudre et extrait).
Strophantine et ses sels.

Strophantus (*semence*, extrait et *teinture*).
Strychnine et ses sels (*sulfate*).
Sulfure d'arsenic.
Teinture d'opium.
Topiques à l'huile de croton.
Vératrine et ses sels. *Vératrine amorphe.*

TABLEAU B

Opium brut officinal (*poudre* et *comprimés*).
Extraits d'opium.
Morphine et ses sels (*chlorhydrate*).
Diacétylmorphine et ses sels (*chlorhydrate*).
Alcaloïdes de l'opium (à l'exception de la codéine), leurs sels et leurs dérivés.
Cocaïne, ses sels (*Chlorhydrate*) et ses dérivés.
Haschich et ses préparations.

TABLEAU C

Acétates de plomb cristallisés et préparations qui les contiennent.
Acétate (Sous-) de plomb liquide.
Acide acétique cristallisable.
Acide chlorhydrique.
Acide chromique.
Acide nitrique.
Acide oxalique.
Acide sulfurique.
Acide sulfurique alcoolisé (eau de Rrabel).
Alcoolature d'aconit.
Amidophénol.
Ammoniaque.
Amidorésorcine.
Brome.
Carbonate de plomb et préparations qui la contiennent.
Caustique au chlorure d'antimoine.
Caustique au chlorure de zinc (pâte de Canquoin).
Caustique de potasse et de chaux (poudre de Vienne).
Chloral hydraté.
Chlorure d'antimoine.
Chlorure de zinc et la solution du Codex.
Composés organiques de l'arsenic.
Crésylol et crésylate de soude.
Diamidophénol.
Diamidorésorcine.
Eau distillée de laurier cerise.
Eau de cuivre.
Essence de moutarde.
Formaldéhyde (*formol*).
Huile de foie de morue phosphorée.

Huile grise.
Hydroquinone.
Iode et teinture d'iode.
Iodure de plomb.
Lessives de potasse ou *de soude.*
Liqueur de Van Swiéten.
Liqueur de Vilatte.
Nitrate d'argent cristallisé et fondu et préparations qui le contiennent.
Nitrate de plomb et préparations qui le contiennent.
Nitrite d'amyle.
Nitroprussiates.
Oxalates de potassium.
Papier au sublimé.
Pâtes phosphorées.
Pelletiérine et ses sels.
Phénol et phénates.
Phénylène diamine (méta et para) et préparations qui les contiennent.
Pommade au sublimé corrosif.
Pommade à l'oxyde de mercure.
Potasse caustique.
Protochlorure de mercure (*calomel* ou précipité blanc).
Protoiodure de mercure.
Pyridine.
Pyrogallol.
Saccharine.
Scille (poudre, extrait et *teinture*).
Sirop d'aconit.
Sirop de belladone.
Sirop de biiodure de mercure ou de Gibert.
Sirop de digitale.
Sirop de morphine.
Sirop d'opium.
Soluté de peptonate de mercure (Codex).
Soude caustique.
Sulfate de mercure.
Sulfate de spartéine.
Sulfate de zinc.
Sulfure de mercure et préparations qui le contiennent
Sulfocyanure de mercure.
Teinture de belladone.
Teinture de colchique.
Teinture de digitale.
Teinture de jusquiame.
Tetrachlorure de carbone.

Art. 3. — Les approvisionnements en stupéfiants du tableau B sont limités, dans chaque formation du service de santé autres que les pharmacies d'approvisionnement. Le ministre fixe ces limites.

Art. 4. — D'après leur nombre et leur volume les médicaments des tableaux A et B, à l'exclusion de tous autres, sont tenus dans des pièces ou armoires bien éclairées, à portes pleines, closes avec fermeture de sûreté et, à l'occasion, è ouvertures d'éclairage solidement grillagées.

Sur la face extérieure des portes est peint en gros caractères rouges sur fond blanc le mot « POISON ».

Dans ces pièces ou armoires, un compartiment est aménagé pour renfermer tous les toxiques stupéfiants du tableau B. Il est à porte grillagée ou pleine, munie d'une serrure de sûreté.

Les clefs ne doivent rester aux serrures que le temps strictement nécessaire pour les besoins du service et, en dehors de ce temps, être toujours en possession du pharmacien responsable de telle sorte que personne en dehors de lui, ne puisse en faire usage.

Art. 5. — Dans toutes les pharmacies, laboratoires et établissements de l'armée, où il peut en exister, les substances des tableaux A et B sont contenues dans des récipients clos ou dans des enveloppes revêtues d'une étiquette rouge orangé portant le nom des substances, tel qu'il figure au décret du 14 septembre 1916, en caractères noirs. Cette étiquette est fixée de telle sorte qu'elle ne peut être involontairement détachée. Une bande de couleur rouge orangé entoure au-dessous le récipient ou l'enveloppe et porte la mention « POISON » en gros caractères compacts et noirs.

Dans les pharmacies d'approvisionnement, sur les récipients volumineux la bande de papier rouge orangé peut être remplacée par une bande peinte de même couleur, sur laquelle doit figurer le mot « Poison ».

Art. 6. — Les liquides toxiques ou dangereux et les solutions renfermant des substances vénéneuses ne doivent jamais, dans les établissements de la guerre, être conservés ou délivrés dans des bouteilles à vin ou à eaux minérales. Ils sont renfermés dans des flacons en verre jaune également destinés aux poisons en nature, aux préparations pour usage externe et aux produits altérables à la lumière.

Art. 7. — Sur les récipients ou enveloppes renfermant les produits toxiques exclusivement réservés au service vétérinaire, les étiquettes mentionnées à l'article 5 portent la suscription « MÉ ICAMENT VÉTÉRINAIRE » imprimée au-dessus du nom du toxique.

TITRE II

RÉGLEMENTATION PARTICULIÈRE AUX SUBSTANCES VÉNÉNEUSES DES TABLEAUX A ET B, APPLICABLE AUX DIFFÉRENTS ÉTABLISSEMENTS DU SERVICE DE SANTÉ MILITAIRE

I. — *Pharmacies d'approvisionnement.*

Art. 8. — Dans ces établissements, les approvisionnements en substances vénéneuses sont assurés : par achat suivant les règles établies par l'administration de la guerre pour les médicaments en général : par livraisons des pharmacies militaires, sur demandes réglementaires (modèle n° 79) ou par reversement.

Art. 9. — Les sorties des substances vénéneuses se font d'après les demandes (modèles n°s 18 et 79) reçues des divers services de la guerre établies suivant les règlements.

Art. 10. — Les toxiques sont expédiés dans des vases tarés ou enveloppes portant les étiquettes visées à l'articles 5, sur lesquelles sont inscrits ,ainsi que cela doit avoir lieu sur toutes les étiquettes de pharmacie du service de santé, le nom de l'établissement militaire livrancier et celui de l'établissement destinataire.

Les toxiques de petit volume, les stupéfiants du tableau B ainsi qu'un relevé de ces derniers (modèle 4. S V) sont enfermés dans de petites caisses ficelées, plombées et portant sur le côté à ouvrir une étiquette adhérente, où sont énumérées les substances qu'elle renferme avec les quantités de chacune d'elles à fin de vérification.

Art. 11. — Les sorties des substances vénéneuses par livraison ou par reversement se font sur des factures réglementaires (modèles 5 et 9). Une facture de même modèle portant numéro correspondant à celui du registre de sortie (modèle 2. S V ou modèle 128) de l'établissement livrancier est en plus établie spécialement pour les stupéfiants du tableau B, dont les quantités sont confirmées en toutes lettres dans la colonne « Observations ».

II. — *Hôpitaux permanents, complémentaires, temporaires.*

Art. 12. — Dans ces formations, les médicaments du tableau A sont reçus des pharmacies d'approvisionnement sur demandes (modèle n° 79) et factures (modèle n° 5) réglementaires (art. 9 et 11).

Les stupéfiants du tableau B font l'objet d'une demande à part de même modèle, mais numérotée.

Les quantités sont exprimées en chiffres dans la colonne « Quantités demandées » et sont confirmées en toutes lettres dans la colonne « Observations ».

Art. 13. — Les achats sur place des substances vénéneuses se font sur bon du pharmacien chef de service suivant les règles de comptabilité générale. Le fournisseur donne deux factures. l'une à l'appui des comptes de l'administration, l'autre justificative des entrées de la pharmacie.

Bons et factures portent pour les toxiques les quantités en toutes lettres. Ils sont distincts et numérotés pour les stupéfiants du tableau B.

Art. 14. — Les substances vénéneuses, vérifiées à l'arrivée par le pharmacien chef de service sont, sans délai et sous sa surveillance, enfermées dans les armoires ou locaux réglementaires.

L'inscription des stupéfiants du tableau B est immédiatement faite sur le registre B, conformément au relevé accompagnant l envoi (art. 10) et justificatif des entrées jusqu'à la réception de la facture réglementaire (modèle n° 5).

ART. 15. — Les sorties des substances vénéneuses se font :

1° Pour le service intérieur, sur prescriptions de médecins ou de dentistes;

2° Pour le service extérieur, sur ordonnances formulées sur bons (modèles n° 95 et n° 6 de l'article 17, voir art. 29), conformément à l'article 20 du décret du 14 septembre 1916;

3° Sur bons de chefs de service, visés par le médecin chef pour les laboratoires ou, pour mesures d'hygiène.

ART. 16. — Les prescriptions médicamenteuses pour usage interne sont journalières, individuelles et formulées pour vingt-quatre heures au plus, suivant la règle générale.

ART. 17. — Les prescriptions des substances du tableau A pour usage interne ou externe sont établies dans les formes et sur les imprimés réglementaires (modèles n°s 14, 50, 51).

ART. 18. — Toutes les prescriptions des dentistes, non docteurs en médecine, chargés du service de stomatologie sont exclusivement réservées à l'usage externe et ne comportent que les collutoires, gargarismes et préparations à base de laudanum prévus par l'arrêté ministériel du 22 mai 1917.

Les approvisionnements laissés à la disposition de ces opérateurs, pour le service journalier, sont délivrés, au fur et à mesure des besoins. Ils sont limités aux médicaments inscrits et préparations formulées dans l'arrêté ministériel, ci-dessus et aux doses qui y sont fixées.

Les bons établis par le dentiste chef de service conformément aux articles 15, 17, 19, 20, 23, 24, sont visés par le médecin chef.

ART. 19. — La nature de la substance vénéneuse, sa forme médicamenteuse, ses quantités sont inscrites sur le relevé ou sur le bon daté et signé par le médecin traitant ou son suppléant ou par le dentiste. Les quantités sont indiquées en chiffres et en lettres.

ART. 20. — La signature du médecin ou du dentiste doit être complète, lisible et déposée à la pharmacie avec toutes ses caractéristiques.

ART. 21. — Les étiquettes relatives aux prescriptions sont préparées dans le service puis remises à la pharmacie. Elles sont sur papier blanc pour les médicaments pour l'usage interne, sur papier rouge orangé pour les médicaments pour usage externe ou injections sous-cutanées. Le pharmacien les complète par les bandes et les contre-étiquettes, selon le cas;

POISON : usage externe.

POISON : solution injectable.

ART. 22. — Les ampoules sont revêtues chacune d'une étiquette rouge écrite ou imprimée portant le nom de la substance et son poids par centimètre cube.

Art. 23. — Les prescriptions destinées à l'administration journalière, d'un même médicament, à plusieurs malades pour injections sous-cutanées ou pour usage externe peuvent faire l'objet d'une prescription unique, qui, dans le cas de substances du tableau B, est reportée sur un bon numéroté, détaché d'un carnet à souche (modèle 3. S V), établi conformément aux art. 19 et 20,

Ces petits approvisionnements délivrés, restent sous la responsabilité des médecins traitants des services auxquels ils sont destinés ou des dentistes chefs de service. Ceux-ci doivent les tenir sous clef et en justifier l'emploi. La période d'usage achevée, les restants sont réintégrés à la pharmacie et repris en charge par le pharmacien, qui en donne reçu au médecin ou au dentiste responsable.

Pour vérifier l'emploi de ces médicaments, le pharmacien chef de service visite à périodes rapprochées ces approvisionnements.

Art. 24. — Les approvisionnements visés dans les précédents articles ne comportent jamais de stupéfiants du tableau B en nature, sauf pour le service de stomatologie, où ils peuvent comprendre de petites quantités de chlorhydrate de morphine mélangé à 5 0/0 de vert Guignet et de chlorhydrate de cocaïne mélangé à 5 0/0 de charbon animal purifié. Ces quantités sont d'ailleurs limitées par le médecin chef.

Art. 25. — Les bons à souche sont conservés à part par le pharmacien pour établir la comptabilité particulière et justificative réglementée par les articles 42 et 43.

Art. 26. — *Armoire de service.* — Dans les hôpitaux de 500 lits et au-dessus, une armoire aux poisons, destinée au service journalier de la pharmacie, peut être constituée. Elle ne doit renfermer que des produits toxiques en petite quantité. Ceux-ci peuvent s'y trouver en nature, sous forme de solutions titrées ou sous formes médicamenteuses, destinées à l'usage interne ou externe. Ces derniers y sont nettement séparés des médicaments pour l'usage interne.

Art. 27. — *Armoire de garde.* — Certaines substances vénéneuses, dont la liste est arrêtée de concert entre le médecin chef, le pharmacien et les médecins traitants, peuvent être placées dans l'armoire de garde prévue au formulaire pharmaceutique. Leur nombre et leur quantité sont très limités. Un tableau énumératif est collé ou fixé sur le volet intérieur de cette armoire. Il indique par ordre alphabétique le nom des substances et préparations, la proportion de matière active et excipient que celle-ci renferme.

Art. 28. — Tout médecin obligé de recourir aux médicaments de l'armoire de garde, doit, avant de prendre ceux dont il a besoin, établir un bon rédigé conformément aux articles 16, 17, 19, 20. Ce bon est laissé à la pharmacie. La prescription est inscrite au cahier de visite au numéro du lit du malade et à la date du jour, et, s'il s'agit d'une substance du tableau B, est reportée sur un bon du registre à souche, prévu à l'article 23, avec la mention

« service de garde ». Le bon à souche est remis à la pharmacie en même temps que le relevé journalier correspondant. L'armoire de garde est complétée, sans retard, par le pharmacien, conformément au tableau intérieur.

ART. 29. — *Livraisons aux officiers et malades non hospitalisés.* Les ordonnances établies sur bons nominatifs ne sont jamais renouvelables. Les bons (modèle n° 95 et modèle n° 6 de l'article 17 de l'instruction, ou par application de l'article 19 du décret du 26 février 1897) portent un numéro d'ordre. Les noms et doses des substances vénéneuses doivent y être énoncées en toutes lettres, ainsi que le mode d'administration du médicament.

Les prescriptions des toxiques des tableaux A et B doivent être réduites autant que possible. Celles des stupéfiants du tableau B ne peuvent dépasser une médication de plus de sept jours.

Les signatures médicales sont toujours authentifiées par la signature du médecin chef avant exécution.

Le médecin chef a toute autorité, non pour modifier l'ordonnance, mais pour réduire les quantités à délivrer et parer ainsi aux dangers ou difficultés de toute nature qui pourraient être à craindre.

Les étiquettes et bandes sont conformes aux règlements.

Si le médicament est destiné à l'usage interne :

Etiquette rouge : TOXIQUE, ne pas dépasser la dose.
S'il est destiné à l'usage externe :
Etiquette rouge : POISON, usage externe.
Etiquette rouge : POISON, solution injectable.

Copie intégrale de l'ordonnance, certifiée conforme par le pharmacien, est remise à l'intéressé, pour les prescriptions comportant des substances vénéneuses.

III. — *Autres hôpitaux relevant du service de santé.*

ART. 30. — L'application de la loi sur les substances vénéneuses est obligatoirement, en vertu de l'article 1er, et effectivement, assurée par un pharmacien militaire ou par un pharmacien civil. Ce dernier est agréé par le ministre, ou exceptionnellement par le directeur du service de santé et titularisé par lettre de service.

ART. 31. — Toutes les mesures applicables aux demandes, à la réception, à la détention et à la délivrance des substances vénéneuses des tableaux A et B dans les hôpitaux et infirmeries le sont également dans tous les hôpitaux recevant des malades ou des blessés militaires.

ART. 32. — La tenue du registre des toxiques stupéfiants du tableau B est obligatoire. Elle est appuyée de toutes les pièces légales justificatives des entrées et des sorties de ces substances.

ART. 33. — Les pharmacies de ces hôpitaux sont soumises aux inspections des pharmaciens militaires.

IV. — *Infirmeries régimentaires.*

Art. 34. — Le pharmacien détient et délivre les substances vénéneuses conformément à l'article 1er.

Art. 35. — Il assure l'application de la loi pour l'approvisionnement des substances vénéneuses suivant les dispositions des articles 2 et 3.

Il établit, conformément aux articles 9 et 12, les demandes (modèle n° 18) les signe et les fait viser par le médecin chef de l'infirmerie.

Il reçoit les médicaments suivant l'article 14.

Il tient réglementairement l'armoire aux poisons (art. 4) en conserve la clef, délivre les toxiques et les stupéfiants (art. 5, 6, 15, 16, 17, 18, 19, 20, 21, 22, 23, 24, 25) et justifie les sorties des substances du tableau B sur le registre légal. Il fournit au service de stomatologie les médicaments de préparations suivant les art. 5, 6, 15, 17, 18, 19, 20, 21, 22, 23, 24, 25 et en surveille les approvisionnements nécessaires au service journalier (art. 24).

Art. 36. — Les approvisionnements de toxiques des infirmeries régimentaires sont contrôlés par les pharmaciens militaires chargés de l'inspection pharmaceutique.

V. — *Infirmeries vétérinaires.*

Art. 37. — Le vétérinaire, chef de service, détient et emploie les substances vénéneuses.

Art. 38. — Il reçoit les approvisionnements qui lui sont fournis par le service de santé sur demandes (modèle n° 18) approuvées par le directeur du service vétérinaire du corps d'armée et visées pour exécution par le directeur du service de santé, en se conformant à l'article 12, il vérifie les livraisons à leur arrivée (art. 14) comme cela est prescrit pour le pharmacien.

Il porte chaque jour, sur le registre d'infirmerie (modèle n° 20) les quantités employées des toxiques des tableaux A et B suivant les dispositions des articles 19 et 41. Il tient le registre légal des mouvements de substances vénéneuses du tableau B (art. 42).

Art. 39. — Les approvisionnements des toxiques des infirmeries vétérinaires sont contrôlés par les pharmaciens militaires, chargés de l'inspection pharmaceutique.

TITRE III

JUSTIFICATION DES ENTRÉES ET SORTIES DES SUBSTANCES VÉNÉNEUSES DES TABLEAUX A ET B ET CONTRÔLE DES EXISTANTS

Art. 40. — Les mouvements des substances vénéneuses des tableaux A et B sont soumis à toutes les opérations de comptabilité générale des médicaments dans tous les établissements du service de santé.

Art. 41. — Sur les registres et pièces de comptabilité générale réglementaires, les toxiques stupéfiants du tableau B sont mis en évidence par inscription à l'encre rouge.

Art. 42. — Les mouvements des substances stupéfiantes du tableau B donnent lieu en plus à une comptabilité particulière et collatérale et qui permet d'en suivre d'une façon plus étroite les variations.

Un registre de comptabilité des substances vénéneuses du tableau B est tenu conformément au décret du 14 septembre 1916 et au modèle 1. S V. La Balance des entrées et sorties y est faite en fin de mois.

Art. 43. — Les pièces justificatives, mises à l'appui des inscriptions au registre des substances stupéfiantes du tableau B, sont :

1° Les factures commerciales d'entrées des substances du tableau B pour les pharmacies d'approvisionnement ou pour les achats sur place, articles 8 et 13;

2° Les factures réglementaires d'entrées (modèle n° 5) sur papier blanc, de sorties (modèle n° 9) sur papier bleu, art. 11 et 12.

3° Les relevés mensuels : 1° des compositions officinales (modèle n° 130); 2° des prescriptions médicamenteuses journalières pour usages interne et externe (modèle n° 133). Ces relevés sont extraits des registres de même nom, quand les opérations y motivant inscription ont eu pour conséquence des transformations ou des sorties des stupéfiants.

3° Le registre des livraisons extérieures (modèle 2. S V) spécial à ces toxiques, totalisé en fin de mois.

Ces pièces sont appuyées sur les demandes, les relevés et les bons.

Art. 44. — Pendant trois ans sont conservées, à la pharmacie, les pièces portant entrées ou sorties des toxiques stupéfiants et, pendant dix ans, les registres où sont consignés ces mouvements.

TITRE IV

RÉGLEMENTATION PARTICULIÈRE AUX SUBSTANCES DANGEREUSES DU TABLEAU C DANS TOUS LES ÉTABLISSEMENTS DE LA GUERRE

Art. 45. — Les substances dangereuses du tableau C sont toujours séparées des autres matières toxiques ou non. Elles sont placées dans des armoires ou locaux spéciaux.

Art. 46. — Chaque récipient ou enveloppe, où elle sont conservées ou livrées, porte sur une étiquette verte le nom du produits; une bande de même couleur sur laquelle est inscrit le mot « Dangereux » l'entoure complètement. La mention « Médicament vétérinaire » doit figurer en plus sur les contenants des produits particuliers au service vétérinaire.

Quand les substances dangereuses du tableau C sont délivrées en nature ou sous forme médicamenteuse pour l'usage externe, les récipients ou les enveloppes doivent porter la mention « Usage externe ».

Si elles sont prescrites aux officiers ou aux malades non hospitalisés sur l'étiquette figure l'indication :

Si le médicament est destiné à l'usage interne : « A EMPLOYER AVEC PRÉCAUTION ».

S'il est destiné à l'usage externe : « DANGEREUX — USAGE EXTERNE ».

ART. 47. — Les mouvements des substances dangereuses du tableau C relèvent de la comptabilité générale comme ceux des médicaments ordinaires.

Paris, le 23 janvier 1918.

Le Sous-Secrétaire d'Etat du service de Santé militaire,

JUSTIN GODART.

NOTICE

SUR LA

tenue des registres et l'établissement de la comptabilité relative aux substances vénéneuses du tableau B

Seules les substances vénéneuses inscrites au tableau B donnent lieu à une comptabilité spéciale.

Tenue du Registre des substances vénéneuses du tableau B (Modèle n° 1, S. V.).

A. — ENTREES

1° *Inscriptions à faire à la date de la réception :*

Achats sur place : Art 8 et 13.
Livraisons des pharmacies d'approvisionnements : art. 14.
Livraisons des hôpitaux ou autres formations.
Reversements des hôpitaux ou autres formations.
Les numéros d'ordre sont les numéros des factures commerciales ou ceux des registres de sortie de l'établissement livrancier art. 11. Ces numéros sont reproduits sur les relevés (art. 14) accompagnant les expéditions et sur les factures qui les suivent, art. 11.
Réintégrations des services intérieurs des hôpitaux (art. 24);

2° *Inscriptions à faire en fin de mois :*

Composés officinaux totalisés sur l'extrait du registre.

B. — SORTIES

1° *Inscriptions à faire à la date de la sortie :*

Livraisons faites exceptionnellement par les hôpitaux à d'autres hôpitaux ou à des infirmeries.
Reversements (art. 8) faits sur des hôpitaux ou pharmacies d'approvisionnement.

2° *Inscriptions à faire en fin de mois :*

a) *Service extérieur :*

Totalisation du registre 2. S V des livraisons extérieures article 43.

Totalisation des bons des officiers et malades non hospitalisés art. 29.

b) *Service intérieur :*

Extrait des registres des prescriptions médicamenteuses journalières : art. 43.

Totalisation des bons à souches art. 15 et 23 des services de stomatologie et des laboratoires.

Composants totalisés sur l'extrait du registre des compositions officinales art. 43.

Tenue du Registre des livraisons extérieures (Modèle n° 2 S. V.)

Inscription au fur et à mesure des expéditions, avec date, numéro d'ordre d'inscription du registre journal ou du registre des livraisons (Modèle N° 128).

Il est totalisé en fin de mois.

Modifications à apporter à l'extrait du registre des prescriptions journalières (Modèle n° 133).

Remplacer en tête « trimestre » par *mois*.

Titre : « Prescriptions médicamenteuses journalières des stupéfiants du tableau B pour l'usage interne et externe pendant le mois de ... ».

Un seul pour les deux registres.

Ne porter dans la *colonne* 5 « Décomposition des prescriptions » que *les stupéfiants du tableau B et leurs quantités dans la colonne* 6. Exemple :

(Col. 1), collyre opiacé; (Col. 3), nombre : 1; (Col. 5), extrait d'opium; (Col. 6), 0 gr. 20.

(Col. 1), suppositoires à la cocaïne à 0 gr. 02; (Col. 2), nombre: 30; (Col. 5), cocaïne chlorhydrate 0 gr. 02; (Col. 6), 0 gr. 60.

(Col. 1), pilules d'extrait d'opium à 0 gr. 05 ; (Col. 2), nombre: 50; (Col. 5), extrait d'opium 0 gr. 05; (Col. 6), 2 gr. 50.

(Col. 1), pilules antidysentériques; (Col. 2), nombre : 120; (Col. 5), extrait d'opium 0 gr. 001; (Col. 6), 1 gr.

(Col. 1), ampoules de cocaïne à 0 gr. 02; (Col. 2), nombre : 18; (Col. 5), cocaïne chlorhydrate; (Col. 6), 0 gr. 50.

Dans la colonne 7 « Observations », sous le titre « Récapitulation » seront inscrits totalisés les stupéfiants du tableau B.

Modifications à apporter au relevé des compositions officinales (Modèle n° 130).

Modifications du titre : « Relevé des stupéfiants du tableau B entrant dans les composés officinaux préparés à la pharmacie pendant le mois de ..., etc... »

Inscrire en marge la date de la préparation.

(Col. 1), remplacer « récapitulation » par « *extrait* »; n'y porter comme composants que les substances du tableau B et dans la colonne 3 les quantités employées.

(Col. 3, y inscrire les composés et dans la colonne 4 les quantités obtenues en faisant suivre les composés ne faisant pas entrées sur le registre des stupéfiants B de la mention pour « mémoire ».

(Col. 3), rayer « suivre l'ordre de la nomenclature ».

Exemple :

3 (janvier) : Col. 1, extrait d'opium; Col. 2, 050 gr.; Col. 3, teinture d'opium (mémoire); Col. 4, 750 gr.

10 (janvier) : Col. 1, Cocaïne chlorhydrate; Col. 2, 006 gr.; Col. 3, ampoules de cocaïne vétérinaires; Col. 4, 15

18 (janvier) : Col. 1, poudre d'opium; Col. 2, 010 gr.; Col. 3, poudre d'ipéca composée (mémoire); Col. 4, 096 gr.

20 (janvier) : Col. 1, morphine chlorhydrate; Col. 2, 001 gr.; Col. 3, ampoules de morphine; Col. 4, 75.

Colonne 5, modification : « récapitulation des stupéfiants du tableau B au lieu de « récapitulation des composants ».

Modèle N° 1. - S. V.

Article 42 de l'Arrêté ministériel du 23 Janvier 1918

CORPS D'ARMÉE
ou
GOUVERNEMENT MILITAIRE
de

....

PLACE DE ....

(1) Désigner l'Établissement ou le Corps.
(2) Nom et grade du Pharmacien, Chef de Service.
En cas de mutation, inscrire à la suite et à la date de la reprise de service, le nom et le grade du Pharmacien entrant.

SERVICE DE SANTÉ

(1) ....

(2) *M*.. de e *Classe,*
Chef de Service

REGISTRE

des

MOUVEMENTS MENSUELS D'ENTRÉES ET DE SORTIES

des

SUBSTANCES VÉNÉNEUSES DU TABLEAU B

(Toxiques stupéfiants)

Le présent registre contenant ....feuillets, celui-ci et le dernier compris, a été coté et paraphé par nous (3) ....
....

Le .... *19* .

(3) Directeur du Service de Santé.
Directeur du Service Vétérinaire.
Médecin-Chef de l'Etablissement (Hôpital, Infirmerie).

Nota. — Le registre est conservé dix ans dans les archives de la Pharmacie. Art. 35 du Règlement du 14 Septembre 1916.

(1) Désigner l'Établissement Hôpital ou Infirmerie

(1) ....

APPROVISIONNEMENTS LIMITÉS PAR LE MINISTRE

(Article 3)

	UNITÉ réglementaire	QUANTITÉ en toutes lettres
	Kil.	
Opium poudre.		
d° comprimés.		
d° extrait.		
Chlorhydrate de morphine		
d° diacetyl-morphine.		
d° cocaïne		
	Nombre	
Ampoules de morphine à un centigramme		
d° diacetyl-morphine à cinq milligrammes.		
d° cocaïne à un centigramme		
Service vétérinaire		
Ampoules de morphine à vingt-cinq centigrammes.		
d° de cocaïne à trente centigrammes. . . .		

Tout achat ou toute cession même à titre gratuit doit être inscrit sur un registre spécial aux substances du Tableau B coté et paraphé ....

Les inscriptions sur les registres sont faites sans aucun blanc, rature ni surcharge..

Elles indiquent le nom des dites substances tel qu'il figure au Tableau B, leur quantité............................le numéro donné au produit livré .... Art. 32 du Règlement du 14 Septembre 1916.

Mois de ....

MÉDICAMENTS AU POIDS

NUMÉROS des Pièces	DATE des Mouvements	DÉSIGNATION des Mouvements d'Entrées et de Sorties	OPIUM				CHLORHYDRATE de				
			Opium	Poudre	Comprimés	Extrait	Morphine	Diacetyl-morphine	Cocaïne		
		ENTRÉES Existants au 1er du Mois									
		RÉCEPTIONS									
		Totaux des Entrées....									
		SORTIES									
		Totaux des Sorties....									
		Restants en fin de Mois.									

MÉDICAMENTS AU NOMBRE

		AMPOULES DE								OBSERVATIONS
		Morphine à 0 gr. 01 cent.	Morphine vétérinaire à 0 gr. 25 cent.	Dyacetyl-morphine à 0 gr. 005 mill.	Cocaïne à 0 gr. 01 cent.	Cocaïne vétérinaire à 0 gr. 30 cent.				

MODÈLE N° 2. - S. V.

Article 43 de l'Arrêté ministériel du 23 Janvier 1918.

CORPS D'ARMÉE
ou
GOUVERNEMENT MILITAIRE
de
....

PLACE DE..................................

SERVICE DE SANTE

(1) ....

(1) Désigner l'Établissement.

REGISTRE

des Livraisons Extérieures
des Substances vénéneuses du Tableau B

(Toxiques Stupéfiants)

Le présent registre contenant .... feuillets, celui-ci et le dernier compris, a été coté et paraphé par nous (2),

Le.. *19* .

(2) Directeur du Service de Santé, Médecin-Chef de l'Établissement.

Le présent registre n'est tenu que dans les Pharmacies d'approvisionnement où les livraisons extérieures (Hôpitaux, Infirmeries de corps de troupe) sont nombreuses et fréquentes : Pharmacies centrales, réserves de médicaments ; Pharmacies régionales ou Pharmacies d'Hôpitaux fonctionnant comme ces dernières.

Les inscriptions sont faites sans aucun blanc, rature, ni surcharge.

Le numéro d'ordre est le numéro d'inscription :

Au registre journal ;

Au registre des livraisons de médicaments *(Modèle nº 128).*

Les quantités, totalisées en fin de mois, sont reportées en sorties sur le registre des mouvements mensuels d'entrées et de sorties des substances vénéneuses du Tableau B *(Modèle nº 1* des substances vénéneuses), sous la désignation : " LIVRAISONS EXTÉRIEURES " et sous les numéros de N à N du présent.

Ce registre est conservé dix ans dans les archives de la Pharmacie.

Numéros d'Ordre	Date	Désignation des parties prenantes	Médicaments au poids								Médicaments au nombre							Observations
			Opium				Chlorhydrate de				Ampoules de							
			Opium	Poudre	Comprimés	Extrait	Morphine	Diacetyl-morphine	Cocaïne		Morphine à 0.01 centig.	Morphine vétérinaire à 0.25 centig.	Diacetyl-morphine à 0.005 millig.	Cocaïne à 0.01 centig.	Cocaïne vétérinaire à 0.30 centig.			
		Mois de																

Modèle N° 3. - S. V.

Article 23 de l'Arrêté ministériel du 23 Janvier 1918.

CORPS D'ARMÉE
ou
GOUVERNEMENT MILITAIRE
de
....

PLACE DE ....

(1) Désigner l'Etablissement.
(2) Désigner la Division ou le Service.

SERVICE DE SANTÉ

(1) ....

(2) ....

CARNET A SOUCHE

des Bons spéciaux de Sorties des Substances vénéneuses du Registre B

Le présent Carnet contenant Cent *Bons a été coté et paraphé par nous* .... *Médecin-Chef de* ....
....

Le ....

Le Médecin-Chef,

Nota. — Le Carnet est conservé dix ans et les Bons trois ans dans les archives de la Pharmacie.

Modèle N° 3.-S.V.

Article 23
de l'Arrêté ministériel
du 23 Janvier 1918

SERVICE DE SANTÉ

BON N° 1

(1) ....

(1) Désigner l'Etablissement *ou* le Corps.

(2) Désigner la Division *ou* le Service.

(3) Nom du Médecin traitant *ou* du Dentiste.

(2) ....

(3) ....

BON pour : ....

....

....

....

....

....

Le .... 19 .

Le Médecin traitant,

MODÈLE N° 3 S.V.

Article 23 de l'Arrêté ministériel
du 23 Janvier 1918

BON N° 1

(1) Désigner l'Etablissement *ou* le Corps.

(2) Désigner la Division *ou* le Service.

(3) Nom du Médecin traitant *ou* du Dentiste, Chef de Service.

La date et la signature du Médecin ou du Dentiste qui a établi le Bon, devront être apposées immédiatement au-dessous de la prescription.

(4) Quand le Bon est établi et signé par un Dentiste non Docteur en Médecine (Article 18 de l'Arrêté).

(4) Vu : *Le Médecin-Chef,*

SERVICE DE SANTÉ

(1) ....

(2) .... *M.* (3) ....

BON SPÉCIAL aux Substances vénéneuses du Tableau B et aux Prescriptions pour usage externe (Article 23 de l'Arrêté ministériel) **dans lesquelles ces Substances sont formulées** (noms et doses des Substances des Tableaux A et B en toutes lettres).

BON pour : ....

....

....

....

....

....

....

....

....

MODÈLE N° 4. - S. V.

10 de l'Arrêté ministériel du 23 Janvier 1918.

CORPS D'ARMÉE
ou
GOUVERNEMENT MILITAIRE
de
....

PLACE DE..............................

Mois de ....

(1) Indiquer l'Établissement.
(2) Numéro d'inscription au registre des livraisons extérieures des Substances vénéneuses du Tableau B (Modèle n° 2 des Substances vénéneuses).
Ou du registre des livraisons de médicaments (Modèle n° 128).
(3) Date.
(4) Indiquer l'Établissement destinataire.
(5) Ministre de la Guerre ou Directeur du Service de Santé.

SERVICE DE SANTE

(1) ....

RELEVÉ N° (2) ....

des

SUBSTANCES VÉNÉNEUSES DU TABLEAU B

accompagnant la livraison du (3) ....

....

à (4) ....

en exécution de l'ordre N° .... *du*

(5) ....

en date du (3) ....

porté sur la demande N° .... *du*

(3) ....

NUMÉROS de la Nomenclature		DÉNOMINATION	UNITÉ réglementaire	QUANTITÉS		Observations
Sommaire	Détaillée			en Chiffres	En toutes lettres	

.... *le* *191*

(6) Registre des livraisons extérieures des Substances vénéneuses du Tableau B (Modèle n° 2 des Substances vénéneuses).
Ou du registre des livraisons de médicaments (Modèle n° 128).

Certifié conforme au (6) ....

....

Le Pharmacien.......... *de* *classe,*

Chef de Service,

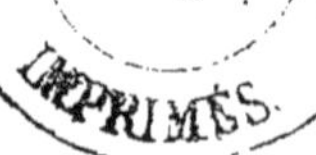

Imprimerie Typographique, 3, rue de Pondichéry, Paris. — 16678-3-18

www.ingramcontent.com/pod-product-compliance
Ingram Content Group UK Ltd.
Pitfield, Milton Keynes, MK11 3LW, UK
UKHW020328220726
13923UKWH00003B/1441